rororo

rororo

Die Herausgeber

Helmut Krausser, geboren 1964 in Esslingen, lebt in München. 1989 erschien sein erster Roman «Könige über dem Ozean», danach «Fette Welt». Es folgten mehrere Erzählungsbände, Theaterstücke, Tagebücher, Opernlibretti und die Romane «Melodien», «Thanatos», «Der große Bagarozy» sowie zuletzt «Schweine und Elefanten».

Marcel Hartges, geboren 1961 in Mönchengladbach, lebt in Hamburg und Berlin. Er arbeitet seit 1992 als Lektor im Rowohlt Verlag.

Helmut Krausser / Marcel Hartges (Hg.)

Das Kaninchen, das den Jäger erschoß

und andere bizarre Todesfälle

Rowohlt Taschenbuch Verlag

Originalausgabe
Veröffentlicht im Rowohlt Taschenbuch
Verlag GmbH, Reinbek, Mai 1999

Umschlaggestaltung C. Günther/W. Hellmann
Illustration Hendrik Dorgathen
Gesamtherstellung
Clausen & Bosse, Leck
Printed in Germany
ISBN 3 499 22617 0

Vorwort

Für morbide Kuriositäten hatte die Überlieferung von jeher ein Faible.

Gesammelt wurden sie selten; unter vier Augen erzählt, boten sie jahrhundertelang Stoff zur Schadenfreude, oft auch den gelungenen Einstieg für ein durchaus ernstes Gespräch über die Vielfalt des Todes.

Die früheste, auf eine reale Person bezogene Todesanekdote, die mir einfällt, ist die des Tragödiendichters Aischylos (525–456 v. Chr.), der unter anderem für seine spiegelblanke Glatze bekannt war. Diese soll ein Adler mit einem blanken Fels verwechselt haben, den er benötigte, um an das Fleisch einer gefangenen Schildkröte zu kommen. Aus großer Höhe ließ der Adler die Schildkröte auf Aischylos' Platte fallen. Ende Dichter.

Und ist es wirklich Schadenfreude, die man beim Lesen dessen empfindet? Natürlich nicht. In meinem jüngsten Roman «Schweine und Elefanten» sagt der Protagonist Hagen einmal: Die Geschichte ist ein Unfallort, an den man sich begibt, um sich besser zu fühlen, weil unbeschadet und lebendig. Die Nachricht der Katastrophe zieht weniger Mitgefühl als Lustgewinn nach sich, Vergewisserung der eigenen Präsenz. *Hagen hat recht.*

Es ist das befreiende Lachen darüber, am Leben zu sein. Immer verbunden mit einem abergläubischen Bannspruch, der behauptet, was anderen zugestoßen sei, bleibe einem selbst erspart. Das Wesen der Kuriosität ist nun mal, daß sie sich selten wiederholt. Die Anekdoten, die wir für das folgende Buch aus diversen Quellen gesammelt haben, zeigen hingegen einen oft läßlichen Umgang mit den Fakten, insofern, als manche sozu-

sagen die Erdteile wechseln, je nach Gusto der Leserschaft. Der tote Taucher im griechischen Gebirge, eine Meldung der Abendzeitung München, fand sich beispielsweise ein Jahr später in einer amerikanischen Zeitung nach Kalifornien versetzt. Der Mann, der starb, weil er zum Fischfang einen Tümpel unter Strom setzte, war gleich in vier verschiedenen Versionen zu finden, unterschieden nur durch den Ort des Geschehens, der, je nach Quelle, in Rußland, Polen, Rumänien und Mexiko gelegen haben soll. Oft findet sich sogar eine periodische Wiederkehr der Anekdote nach zehn Jahren, serviert als frische Meldung, erweitert um eine neue Handlungsfacette.

Kurzum, für die absolute Wahrheit des hier Erzählten kann niemand auch nur zwei Finger ins Feuer legen. Wir, Marcel Hartges und ich, haben, was wir aus den Archiven, den Zeitungen, dem Internet an Interessantem extrahieren konnten, übernommen und um Doubletten gekürzt. Haben gesammelt, was im Angebot kursierte. Den Anstoß hierzu gab die Recherchenarbeit zum Roman «Der große Bagarozy», in dem einer der Protagonisten, Robert Dulz, ebensolche Anekdoten sammelt. Wir taten es ihm gleich, und weil in jenem Roman nur zehn dieser Anekdoten Platz gehabt haben, entstand nun dieses Buch.

Je nach Kulturkreis hat man den Tod wie einen erfindungsreichen Gott verehrt oder schamhaft aus der Welt geschwiegen. Andernorts entstanden aus dem Hang zum Schwarz-Bizarren eigene literarische Gattungen. Man könnte hier vieles nennen, von den Erinnerungen Sansons über die Geschichten Edgar Allan Poes bis zu Gedichten Durs Grünbeins. Ernst Jünger sammelte zeitlebens Letzte Worte, auf deren Veröffentlichung *aus dem Nachlaß wir sehnsüchtig harren. Zum Beispiel hielt er den aufmunternden Satz eines Offiziers fest, der seine Truppen zum Angriff mit dem unvollendeten Satz aufstachelte: «Die könnten doch nicht mal einen Elefanten treff...»*

Den ausgeprägtesten Hang zur literarischen Schwärze zeigen die Inder, mit ihrem um 1000 n. Chr. entstandenen Zyklus der Vetalapancavimschatika, zu deutsch: «Die 25 Erzählungen des Todesdämons».

Hier wird hemmungslos der grausamen Göttin Candika gehuldigt.

«Verehrung dir, Göttin, du erste der Göttinnen,
die du von Brahma, Vishnu und Shiva gepriesen wirst,
dir, die aus Shivas Leib entsprangst, Glückverheißende,
Mahalakschmi, Heil sei dir!
Verehrung sei dir, Göttin, du überaus Schreckliche,
die du das blutige Fleisch bevorzugt, die du dich an
Opfern erfreust und schwarz von Gestalt bist, du Schreckliche,
nachtschwarze, Heil sei dir!
Verehrung sei dir, die du auf einem Thron aus Leichen sitzest
und selbst dem Shiva Schrecken einflößt, dir, Candika, mit dem
kahlen Schädel und den vier Mündern,
Heil sei dir!
Dir, die du lange Schenkel hast und einen
großen, fleischlosen Leib, dir, du Fleischverzehrende
mit den gesträubten Haaren. Dürre, Sternäugige,
Heil sei dir!»

Durch diesen Lobgesang ist die Göttin höchst erfreut – und gleich darauf folgt eine typische Anekdote, die nicht unerwähnt bleiben soll, wiewohl sie aufgrund ihres literarischen Charakters Zuflucht im Vorwort nehmen muß.

Eines Tages kamen aus irgendeinem Dorf ein Wäscher und sein Freund, um die Göttin anzubeten. Als sie nun gerade dabei waren, der Göttin ihr Opfer darzubringen, sah der Wäscher die Tochter des königlichen Wäschers, die über alle Maßen schön war. Von ihrem Anblick wurde er ganz verwirrt und bat die Göttin: «Erhabene Göttin, wenn ich mich mit diesem Mädchen vermählen kann, dann will ich dir meinen eigenen Kopf zum Opfer bringen.» Darauf ging er wieder in seinen Heimatort zurück. Doch quälte ihn von Stand an die Sehnsucht sehr. Sein Freund erzählte davon seinem Vater. Dieser begab sich zu dem Haus des Wäschers, hielt um die Tochter an und bekam sie auch. Beide wurden miteinander vermählt.

Nach einiger Zeit nahm er seine Frau und seinen Freund und ging zu seinem Schwiegervater zu Besuch. Unterwegs kam er an dem Tempel der Candika vorüber, da sagte er zu seiner Frau: «Meine Liebe, bleibe hier bei meinem Freunde, solange ich der Göttin meine Verehrung erweise.» Damit ging er fort. Vor der Göttin verneigte er sich, zog dann ein Schwert und schlug sich den Kopf ab, daß er zu Boden fiel. Der Freund wartete eine Weile, dann sprach er: «Er ist schon so lange fort, ich will gehen und nach ihm sehen.» Als er zu dem Tempel kam, fand er ihn tot und dachte bei sich: «Wenn ich jetzt umkehre und in die Stadt komme, werden die Leute schlecht über mich reden und sagen, ich hätte ihn seiner Frau wegen umgebracht.» Daher schlug er sich ebenfalls den Kopf ab. Die Frau wunderte sich: «Wo sind die beiden nur hingegangen?» Wie sie zu dem Tempel kam, sah sie beide ohne Köpfe daliegen. «Ich will auch sterben», dachte sie und wand ihr Obergewand zu einem Strick, den sie sich um den Hals legte. Als sie sich so zu sterben anschickte, sprach die Göttin: «Halt ein, meine Tochter, ich bin durch deine entschlossene Tat befriedigt. Wünsche dir etwas.» – «Erhabene Göttin», sagte die Frau, «wenn du mit mir zufrieden bist, dann laß diese beiden wieder lebendig werden.» – «Tochter, füge schnell die Köpfe wieder an», befahl die Göttin. Bei diesen Worten wurde die Frau so überglücklich, daß sie aus Versehen den Kopf des Gatten auf den Körper des Freundes setzte. Dem Körper des Gatten aber fügte sie den Kopf des Freundes an. Beide standen auf und begannen sofort, miteinander um sie zu streiten.*

Obgleich in der Historie Tausende kurioser Tode zu finden sind, haben wir für dieses Buch vor allem Geschehnisse aus jüngster Zeit verwendet. Einerseits deshalb, weil manches allzubekannt schien, andererseits, weil wir dem Erzählten die Aura des tatsächlich Geschehenen erhalten wollten. Was immer in diesem Buch steht, wird von den Zeitungen behauptet, wir geben es nur weiter. Manches, was uns zu erfunden schien, ließen wir weg, mag es auch Realität gewesen sein, kann sein. Sträker als je spürte man in einigen Quellen die natürliche Sehnsucht der Menschheit, gut Erfundenes ‹wahr› werden zu lassen. Von daher soll dieses Vorwort mit einem – ausdrücklich so benannten – Witz beschlossen werden, bevor irgend jemand ihn, was denkbar wäre, zur Agentur-Meldung umfunktioniert.

* (aus: Die 25 Erzählungen des Todesdämons, Reclam 1989, aus dem Sanskrit von Eva Ritschl und Marta Schetelich.)

Eines Tages standen drei Männer vorm Himmelstor. Es war ein ziemlich geschäftiger Tag gewesen, und so mußte Petrus dem ersten sagen: «Der Himmel ist so gut wie voll für heute, und ich bin angewiesen, nur Leuten den Zutritt zu gestatten, die außerordentlich sonderbare Tode hatten. Was ist also deine Geschichte?»

Darauf antwortete der erste Mann: «Nun, ich vermutete schon seit einiger Zeit, daß meine Frau mich betrügt, und um sie in flagranti zu erwischen, kam ich heute früher nach Hause. Als ich in meine Wohnung im 25. Stock kam, war mir klar, daß etwas nicht stimmte, aber meine ganze Sucherei ergab keinen Hinweis darauf, wo sich der Kerl versteckt haben könnte. Zuletzt ging ich auf den Balkon, und tatsächlich – da hing dieser Mann am Geländer, 25 Stockwerke über dem Boden! Jetzt war ich wirklich außer mir und begann, ihn zu treten und zu schlagen, aber – schwer zu glauben – er fiel nicht hinunter. Schließlich ging ich in meine Wohnung zurück, holte einen Hammer und fing an, auf seine Finger zu hämmern. Natürlich hielt er das nicht lange aus, ließ los und fiel – doch nach 25 Stockwerken landete er weich im Gebüsch, benommen, aber sonst in Ordnung. Ich konnte es nicht ertragen, lief in die Küche, griff mir den Kühlschrank und warf ihn vom Balkon, er traf den Kerl auf den Kopf und tötete ihn sofort, aber der Streß und die Anstrengung waren zuviel für mich und ich starb ebenfalls – oben auf dem Balkon an einem Herzanfall.»

«Das klingt mir nach einem ziemlich schlechten Tag», sagte Petrus und ließ den Mann ein.

Der zweite Mann kam an die Reihe, Petrus unterrichtete ihn vom überfüllten Himmel und fragte nach seiner Geschichte.

«Es war ein sehr merkwürdiger Tag. Sehen Sie, ich lebe im 26. Stock eines Apartmenthauses, und jeden Morgen mache ich auf dem Balkon meine Übungen. Heute morgen rutschte ich dabei aus und fiel über die Brüstung. Ich hatte aber Glück und erwischte das Geländer des Balkons der Etage unter mir. Ich wußte, ich konnte mich nicht lange so halten, da stürmte plötzlich dieser Mann auf den Balkon. Ich war sicher, gerettet zu sein, als er anfing, mich zu treten. Ich klammerte mich, so gut ich konnte, fest, bis er in seine Wohnung lief, einen Hammer griff und damit auf meine Finger einschlug. Zuletzt mußte ich loslassen, stürzte 25 Stockwerke hinab, hatte aber wieder Glück und fiel in weiches Buschwerk. Leicht benommen, aber sonst in Ordnung, sehe ich nach oben, danke Gott – und da kommt dieser Kühlschrank! Tja, und jetzt bin ich hier.»

Erneut mußte Petrus zugeben, daß das nach einem ziemlich kuriosen Tod klang.

Der dritte Mann tritt vor, und der ganze Vorgang wiederholt sich. Petrus erklärt, daß der Himmel voll ist und fragt nach der Geschichte des dritten Mannes.

«Stellen Sie sich vor», sagt der dritte Mann, «ich verstecke mich nackt im Kühlschrank meiner Geliebten …»

Helmut Krausser

Lucky

Lucky, ein deutscher Schäfer- und Blindenhund, muß zurück ins Trainingscamp. Lucky, so erzählt der Hundetrainer Ernst Gerber, führte seinen ersten Besitzer vor einen fahrenden Bus, den zweiten über das Ende eines Bootssteges hinaus. Den dritten stieß er aufs Bahngleis, als gerade der ICE einfuhr, den vierten zog er in den dichten Verkehr einer Kreuzung, bevor er sich selbst in Sicherheit brachte.

«Lucky», behauptet Gerber, «ist eigentlich ein verdammt guter Blindenhund. Nur seine Grundausbildung muß ein bißchen aufgefrischt werden.»

Kugelsicherer Zaubergürtel versagte

Abidjan – Ein Oberst der Elfenbeinküste ist beim Test eines angeblich kugelsicheren Zaubergürtels ums Leben gekommen. Laut einem Zeitungsbericht wurde Pascal Gbah mit seiner eigenen Dienstwaffe vom Sohn des Gürtelherstellers Andre Gondo erschossen. Gondo habe darauf bestanden, seinem Cousin Gbah die Eigenschaften des Gürtels zu demonstrieren – nämlich jede Kugel abzuweisen, solange der Träger auf Geschlechtsverkehr verzichte. Elektroingenieur Gbah hinterläßt Frau und sechs Kinder.

Undank

Ein 35 Jahre alter Mann ist von einem Gericht zum Tode verurteilt worden, weil er bei einer Trauerfeier für seine Mutter elf Gäste erstochen und sechs weitere verletzt hat. Dem Amoklauf waren auch sieben Kinder zum Opfer gefallen. Die Tragödie ereignete sich am dritten Tag der Trauerfeier, als Gäste sich beschwerten, es sei nicht mehr genug zum Essen und Trinken da. Der Sohn der Toten, der sich als armer Reisbauer mit dem traditionellen Trauerschmaus schon schwer verschuldet hatte, ging daraufhin mit einem Messer auf die Angehörigen los.

TÜRKENFELD – Halbnackt und mit einem Kruzifix in der Hand wurde er in Türkenfeld (Kreis Fürstenfeldbruck) auf einer Weide von einem Bauern gefunden: Georg B. war tot. Allerdings nicht erfroren, wie es zunächst den Anschein hatte. Der 42jährige war von einer Kuh erdrückt worden, die ebenfalls leblos dalag.

Laut Gerüchten soll der offenbar geistig Verwirrte Anhänger einer Sekte gewesen und im Wahn einem Todesritual erlegen sein. Dies wollte die Fürstenfeldbrucker Polizei jedoch nicht bestätigen. Bei dem mysteriösen Vorfall sei aber schwerste menschliche Abartigkeit im Spiel gewesen, so ein Sprecher.

Voodoo-Zauber möglich: Im Kongo stirbt eine Fußballmannschaft durch Blitzeinschlag

NAIROBI – Bei einem Fußballspiel im zentralafrikanischen Kongo sind alle elf Spieler nur der einen Mannschaft beim Spielstand von 1:1 vom Blitz getroffen und getötet worden. Auch dreißig Zuschauer erlitten Verbrennungen. Das heimische Team aus Basanga im Ost-Kasai dagegen kam wie durch ein Wunder völlig unverletzt davon, was unter der Bevölkerung sofort zu Spekulationen führte, ob nicht irgend jemand durch Anrufung eines Fetisches diese Katastrophe auslöste, um dadurch der Heimmannschaft eine sportliche Niederlage zu ersparen.

Jedenfalls konnten die Presseberichte aus dem Kongo niemanden zitieren, der eine natürliche Erklärung für den Vorfall parat hatte, bei dem die auswärts spielende Mannschaft komplett ausgelöscht wurde.

Tod am Arbeitsplatz

Sein letzter Job – in Thurgau (Schweiz) brach ein 89jähriger Einbrecher in einer Wohnung, in die er eingestiegen war, tot zusammen: Herzversagen.

Frau in Tod getrieben: Schockanrufer gefaßt?

HOLZMINDEN – Die Polizei im niedersächsischen Holzminden hat einen Mann festgenommen, der mit einem «Schockanruf» eine 69jährige Frau in den Tod getrieben haben soll. Den bisherigen Ermittlungen zufolge meldete sich der 40jährige Täter telefonisch bei der Frau und gab an, er habe eine Verwandte in seiner Gewalt. Die Polizei folgert, daß er die alte Frau derart unter Druck setzte, daß sie ihre Gardinen anzündete. Dabei erlitt sie eine tödliche Rauchvergiftung. Der Verdächtige bestreitet die Vorwürfe.

Priester auf dem Sterbebett ermordet

Walter Benz (72) leitete eine katholische Gemeinde in Pittsburgh (US-Staat Pennsylvania). Als er an Leukämie erkrankte und bereits im Krankenhaus lag, packte ihn die Reue. Er rief die Polizei an und beichtete. «Ich habe Böses getan. Ich habe meine Gemeinde um 1,5 Millionen Dollar erleichtert.» Heraus kam ein schillerndes Doppelleben. Mit dem Geld, das er in 20 Jahren beiseite geschafft hatte, leistete sich der Geistliche teure Autos, hielt seine Sekretärin bei Laune und ging in Las Vegas zocken. Jetzt wurde Benz im Krankenbett tot aufgefunden. Jemand hatte ihm die Atemmaske weggerissen – war's ein Schäfchen seiner Gemeinde?

Schiri erschießt Spieler

Fußball brutal in Südafrika: Während der Partie zwischen den Try Agains und den Wallabiesu zog Referee Lebogang Mokgheti eine Waffe und erschoß einen Spieler. Das Opfer, Isaac Mikhwetha (Wallabies), hatte den Schiri zuvor mit einem Messer bedroht, weil dieser kurz vor Spielende das Tor zum 2:1 für die Try Agains anerkannt hatte.

Baseballkappe verloren: Student tot auf Achterbahn

José Mendoza (24), Student aus Mexiko, vergnügte sich mit Freunden im Freizeitpark von Santa Barbara (US-Staat Kalifornien). Der Hit: die Achterbahn «Top Gun», bei der die Fahrgäste nicht sitzen, sondern mit den Schultern festhängen, und ihre Beine frei durch die Luft baumeln. Mendoza flog während der schnellen Fahrt seine Baseballkappe weg. Nach dem Aussteigen wollte er sie wieder holen, kletterte über die Absperrung auf die Bahn. Streng verboten! Die Achterbahn fuhr längst wieder. Das Bein einer Frau traf ihn bei Tempo 100 am Kopf – Schädelbruch, er starb

Auto-Gurt klemmte: Mann erstickt

Gefangen im eigenen Auto! Der mexikanische Bauer Vincenzo Cortez (47) wurde bei Piedras Negras erstickt in seinem Wagen gefunden. Der Ortspolizist: «Wir mußten ihn aus dem Sicherheitsgurt herausschneiden.» Der Grund: Bei 38 Grad im Schatten hatte sich der Mann im Gurt seines Wagens so unglücklich verheddert, daß er sich nicht mehr befreien konnte. In der glühendheißen Sonne wurde der Autofahrer regelrecht «gebacken», so der Ortspolizist

Unglücksklee

Salvatore Chirilino ging mit seiner Frau spazieren, als er ein vierblättriges Kleeblatt von einer Felsspitze in Vibo Marina, Italien, pflückte. Als er sich zu seinem Glück gratulierte, glitt sein Fuß im nassen Gras aus. Er fiel über die Felskante 50 Meter tief in den Tod.

Nachbarn halten Mann für ein Krokodil

Die Bewohner eines zentralafrikanischen Ortes haben einen Mann lebendig begraben, weil er sich nachts in ein menschenmordendes Krokodil verwandelt haben soll. Wie der Rundfunk berichtete, hatten die Behörden in Obo einen Mann festgenommen, nachdem ein dreijähriges Kind ertrunken gefunden wurde. Der Mann habe seine Schuld sogleich eingestanden. Daraufhin seien die Bewohner des Ortes zur Polizeistation gezogen, hätten den Mann gefesselt, durch das Dorf geschleift und dann lebendig auf einem Feld begraben. Viele Menschen in dem Gebiet der Zentralafrikanischen Republik glauben, daß es «unheilbringende» Menschen gibt, die sich nachts in Reptilien verwandeln und Menschen fressen oder ertränken.

Unfall im Sägewerk: Techniker zu Spanplatten verarbeitet

NEUMARKT – Sägespäne und eine Hand sind alles, was von Karl W. übrigblieb. Der 54jährige arbeitete im Spanplattenwerk in Neumarkt in der Oberpfalz. Dabei geriet er in eine Zerhackanlage, die Baumstämme zu wenigen Millimeter großen Holzspänen zerkleinert und anschließend auf 170 Grad erhitzt. Karl W. wurde lebendig zermalmt. Weil von dem Techniker jede Spur fehlte, meldete der Chef ihn am Donnerstag als vermißt. Bei Nachforschungen wurde eine Hand gefunden. Ein Polizeisprecher: «Wahrscheinlich das letzte Überbleibsel des Mannes.» Eine Gen-Analyse soll definitiv beweisen, ob es Karl W.s Hand ist. Kripo und Kollegen rätseln, wie der Arbeiter in die Zerhackanlage gelangen konnte. Hinweise auf ein Fremdverschulden oder einen Selbstmord gibt es nicht. Das Werk zieht nun Hunderte Holzplatten zurück.

LONDON – Er wollte einen Fehler eines riesigen Wäschetrockners beheben – das Todesurteil für Ray Washbrook (25). Der Wäschereiarbeiter aus London war während der Nachtschicht allein, als er ein Alarmsignal hörte – ein Trockner klemmte. Ohne die Maschine abzustellen, kletterte Washbrook in die Trommel: Die Tür ging zu, der Trockner startete. 20 Minuten wurde Ray mit 800 Umdrehungen in 100 Grad heißer Luft geschleudert. Am Morgen fanden Kollegen die Leiche.

Frau angezündet

Wahnsinnstat – weil seine Frau (60) ihn in einer Talkshow als üblen Tyrannen geißelte, nahm ein Spanier (61) Rache: Er fesselte die Frau an einen Stuhl, überschüttete sie mit Benzin und zündete sie bei lebendigem Leib an. Sie starb.

Acht Japaner zu Neujahr an Reisklößen erstickt

Tokio – In Japan sind auch in diesem Jahr wieder acht Menschen an Reisklößen erstickt. Wie die Polizei mitteilte, starben allein in Tokio fünf Personen beim Verzehr der traditionellen Neujahrs-Gemüsesuppe «O-Zoni», die mit manchmal verhängnisvoll klebrigen «O-Mochi»-Klößen zubereitet wird. Immer wieder kommt es vor, daß die aus gestampftem Reis bestehenden flachen «O-Mochi» in den Kehlen meist älterer Menschen steckenbleiben. Trotz der Gefahr wollen viele Japaner auf ihre «O-Mochi» nicht verzichten – sie versprechen sich davon ein längeres Leben.

BUENOS AIRES – Ein Argentinier stieß seine Frau aus einem Fenster im achten Stock und starb bei dem Versuch, ihr den Rest zu geben, berichtet die Polizei.

Der Fall der Frau sei gestoppt worden, als sich ihre Beine in einigen Stromkabeln verfingen. Als der Mann sie unter sich hängen sah, versuchte er offensichtlich, auf sie zu springen, verfehlte sie aber und stürzte in den Tod. Die Frau hangelte sich auf einen nahen Balkon und war gerettet.

Explosiver Skelettfund

AUGSBURG – Zwölf Gräber aus der späten Römerzeit sind bei Bauarbeiten an einem Augsburger Krankenhaus gefunden worden. Drei Skelette sowie mehrere Gläser kamen nach mehr als 1600 Jahren gut erhalten zum Vorschein. Einer der alten Römer hatte nach eineinhalb Jahrtausenden noch einmal eine «tödliche Verletzung» erlitten, so die Stadt: Bei den Ausgrabungen fanden die Archäologen eine Brandbombe aus dem Zweiten Weltkrieg zwischen den Rippen des Skeletts.

Der Tod eines Unschuldigen

Halgogaland – Er sollte für Sünden büßen, die er gar nicht begangen hatte – da brachte er sich um: Ein Gericht im norwegischen Halgogaland hatte Olaf N. wegen sexuellen Mißbrauchs einer Zwölfjährigen zu drei Jahren Gefängnis verurteilt – obwohl der Fischer immer seine Unschuld beteuert hatte. Als der 66jährige jetzt die Haftstrafe antreten sollte, stieg er in den Speicher seines Hauses und erhängte sich. Ein Tod, der dem vermeintlichen Opfer des Fischers ein Geständnis entlockte: «Der Mann sprach die Wahrheit», sagte das heute 15-jährige Mädchen der Polizei. «Er hat überhaupt nichts getan. Ich habe das alles nur erfunden, weil ich ihn nicht ausstehen konnte.»

Rollentausch

In einem Krankenhaus der ägyptischen Stadt Menufia ist der für tot erklärte Sattar Abdel-Salam Badawi nach zwölfstündigem Koma in der Kühlhalle des Leichenhauses wieder aufgewacht, wie die Kairoer Zeitung Al-Achbar berichtete: «Ich bewegte meine Hände, schob einen Deckel beiseite und fand mich unter den Toten.» Als Angestellte des Krankenhauses die Leichenhalle aufsperrten und den Totgeglaubten entdeckten, erlitt einer der Pfleger einen tödlichen Schock. «Sein Körper wurde an meiner Stelle in die Leichenhalle gelegt», sagte Badawi.

Mit Auto gegen Leiche geprallt

LEIPZIG – Horrorerlebnis bei Leipzig. Abends kurz vor 23 Uhr fuhr eine junge Frau (20) auf der Landstraße von Leipzig nach Delitzsch. Plötzlich baumelte im Scheinwerferlicht eine Leiche an einem Seil! Ein Knall, die Frau brachte ihr Auto zum Stehen. Der Tote am Seil wippte weiter, prallte mit voller Wucht als nächstes gegen einen Lkw. Das Seil riß, der Laster schleifte die Leiche 40 Meter mit. Die Polizei ermittelte: Der Leipziger (39) hatte sich an der Autobahnbrücke, die hier die Landstraße überquerte, erhängt. Er hatte schon einen Selbstmordversuch hinter sich. Die beiden Autofahrer erlitten einen Schock.

Bukarest – Cezar, ein Löwe des rumänischen Zirkus Jambo, hat sich zu Tode gehungert. Im Mai hatte die Raubkatze die Dompteuse Elena Tipa tödlich verletzt, als ein Kunststück mißlang. Seit diesem Tag, so der Witwer der Dompteuse, hat Cezar jede Nahrung verweigert. Gestern ist er gestorben. Zirkusdirektor Cezar Tipa: «Wir wissen noch sehr wenig über Tierpsychologie.»

Professor Wolfgang Eisenmenger, Rechtsmediziner in München und eifriger Befürworter der Organspende, wurde an einem schönen Frühlingstag in den Wald gerufen. Von Spaziergängern war ein Mann entdeckt worden, der sich hoch oben in einem Baumwipfel erhängt hatte.

Er mußte dort schon eine ganze Weile gebaumelt haben; die kalte trockene Winterluft hatte den Körper mumifiziert. Im Nacken war die Haut vom Strick ein wenig aufgerissen, Insekten und nach diesen pickende Vögel hatten die Einstiegstelle genutzt und allmählich den ganzen Brustkorb ausgeräumt. In diesem Hohlraum hatte ein Vogelpaar sein Nest gebaut. «Aber ich versichere Ihnen», sagt der Professor über die Bergung des Leichnams, «wir haben nichts Schlimmes gemacht: Die Vögel waren schon ausgeflogen.»

TOKIO – In Japan gilt es als Höflichkeitsbezeugung: das Sich-voreinander-Verbeugen. Jetzt bitten immer mehr Unternehmen, davon Abstand zu nehmen. Grund: Immer wieder knallen die Grüßenden im Gedränge mit den Köpfen zusammen. Dabei gab's allein in Tokio 24 Tote in fünf Jahren.

Mein Mann, die Eieruhr

LONDON – Er hielt seine Frau für unfähig, ein weiches Ei zu kochen. Deshalb hat ein krebskranker Brite für Abhilfe nach seinem Tod gesorgt. Malcolm Eccles legte in seinem Testament fest, seine Asche in eine Eieruhr füllen zu lassen. Seine Ehefrau Brenda erfüllte ihm nun diesen letzten Willen und ließ eine 30 Zentimeter hohe Sanduhr fertigen. Der Haushaltshelfer – passend zur rustikalen Einrichtung der Küche – sei ganz im Sinne des Verstorbenen, sagte die Witwe. «Ich sehe ihn vor mir, wie er sich schieflacht.»

Belgier brät Gesprächspartner

BRÜSSEL – Aus Wut über die Haltung eines Freundes zu den Massakern in Ruanda hat ein Belgier nach Angaben der Polizei seinen Gesprächspartner getötet und anschließend Teile der Leiche verspeist. Der 26jährige Guillaume Potiez gestand, einen 38jährigen Mann nach einem Streit stranguliert zu haben. Anschließend bereitete er Teile der Leiche in einer Pfanne zu und verzehrte sie. Er habe damit seinen Gesprächspartner dafür bestrafen wollen, daß dieser die Morde im ruandischen Bürgerkrieg auf die leichte Schulter nahm.

Frau im Dom mit Beil erschlagen

Hamburg – Eine offenbar geistig verwirrte 42jährige Frau hat während der Frühmesse in der Hamburger St.-Marien-Kirche eine Rentnerin mit einem Beil erschlagen.

Sie habe geglaubt, ihr Opfer sei vom Satan besessen, erklärte die noch in der Kirche Festgenommene nach Polizeiangaben. Die Frau habe die vor ihr sitzende 72jährige erst mit Weihwasser besprengt und dann mit einem 40 Zentimeter langen Beil zugeschlagen. Das schwerverletzte Opfer starb im Krankenhaus. Zum Zeitpunkt der Tat besuchten etwa 15 Gläubige den morgendlichen Gottesdienst.

Der portugiesische Pater, der die Messe gehalten habe, habe von dem Vorfall nichts mitbekommen, sagte der Kirchensprecher. Bei ihrer Festnahme gab die Tatverdächtige an, sie habe sich seit eineinhalb Jahren auf die Tat vorbereitet und fühle nun eine große Erlösung.

Alptraum
In Toulouse starb ein Polizist (39) an der sogenannten fatalen Schlaflosigkeit. Bei der äußerst seltenen Krankheit kommt das Gehirn auch während der Schlafphasen nie zur Ruhe.

Vater beim Baby-Hüten an Schnuller erstickt
BUKAREST – Ein 35jähriger Rumäne ist am Wochenende in Bukarest an einem Schnuller erstickt. Wie rumänische Tageszeitungen am Montag berichteten, war der Schnuller seines drei Monate alten Sohnes auf den Boden gefallen. Der Vater steckte ihn in den Mund, um ihn zu «reinigen». Dabei atmete er offenbar so heftig ein, daß der Schnuller in seinen Hals rutschte und steckenblieb.

Der Ehre und Freude war es drei französischen Veteranen des Ersten Weltkriegs zuviel. Als sie erfuhren, daß sie in die Ehrenlegion aufgenommen werden sollten, starben sie vor Aufregung. Das teilte Verteidigungsstaatssekretär Pasquini in Paris mit.

1355 Veteranen des Weltkriegs von 1914 – 1918 sollen heute mit der Mitgliedschaft in der Legion geehrt werden – das sind alle überlebenden französischen Soldaten, die ohne Auszeichnung geblieben waren. Der jüngste ist 94 und der älteste 107 Jahre alt.

Student erfriert bei Experiment

Ein 24 Jahre alter Student ist an der Universität Göttingen bei einem Experiment mit Stickstoff vermutlich erfroren. Die Hochschule teilte am Montag mit, zwei Kommilitonen hätten den Mann am Sonntag abend steifgefroren auf dem Boden eines Stickstoffraumes im Physikalischen Institut entdeckt. Der Hahn einer Stickstoffleitung sei geöffnet und der Fußboden zentimeterdick vereist gewesen. Die Studenten wollten ein Experiment zur Legierung von Aluminium und Eisen vorbereiten. Dazu habe der 24 Jahre alte Mann aus dem Raum drei Thermoskannen Stickstoff holen wollen. Der Stickstoff lagerte bei minus 220 Grad in Spezialbehältern.

Neugierig lugte in Rußland ein Förster auf seinem Streifzug durch den Wald in ein Baumloch. Da brüllte ihn eine wütende Bärin an, die sich dort mit ihren Jungen verkrochen hatte. Der Mann bekam einen solchen Schreck, daß er einen Herzinfarkt erlitt und tot umfiel.

Scheintot 2 Tage im Leichenkeller

STASSFURT – Eine fälschlich für tot erklärte Frau lag zwei Tage im Leichenkeller des Krankenhauses Staßfurt. Die 74jährige starb einen Tag später auf der Intensivstation. Die Magdeburger Staatsanwaltschaft hat inzwischen eine Obduktion angeordnet. Es bestehe der Verdacht der fahrlässigen Tötung. Es müsse geprüft werden, ob die Frau bei entsprechender medizinischer Versorgung überlebt hätte. Die 74jährige Erna N. war vorige Woche wegen eines Herzinfarkts in die Klinik eingeliefert, am Donnerstag von den Ärzten für tot erklärt und in den Leichenraum (10 Grad Celsius) gebracht worden. Dort entdeckten Krankenhausangestellte nach zwei Tagen, daß sich die Leiche noch bewegte. Die Tochter der Frau wurde benachrichtigt. Einen Tag später bekam sie ein zweites Mal die Todesnachricht.

Sex beim Autofahren: Suan und Malcolm tot

HALIFAX – Sex während einer Autofahrt kostete Malcolm Whitham (41) und seiner Lebensgefährtin Susan Charman (37) das Leben.

Das Paar kam von einer Party im nordenglischen Halifax. Während der Fahrt zog Malcolm die Hosen runter, Susan entledigte sich ihrer Bluse und des BHs. Dann neigte sie sich über Malcolms Schoß. Plötzlich in einer Kurve: Malcolm verliert die Herrschaft über den 14 Jahre alten Ford Escort. Das Auto schlingert, rammt ein Verkehrsschild und prallt gegen eine Mauer.

Für beide kommt jede Hilfe zu spät. Susan brach sich das Genick. Malcolm, von Beruf Sicherheitsbeamter, knallte mit dem Kopf gegen die Scheibe.

Das Paar hinterläßt vier Kinder im Alter von 3 bis 15 Jahren. Susans Vater Leonard Charman (70) sagte: «Ich verstehe nicht, warum sie's im Auto machen mußten. Sie hätten doch warten können, bis sie zu Hause sind.»

Teuflische Anrufe

Berlin – Die Polizei warnt vor einem anonymen Anrufer, der Kinder zu lebensgefährlichen Aktionen anstiften will: So wurde ein zehnjähriger Bub in Berlin-Charlottenburg von einem Mann angerufen, der das Kind aufforderte, einen Eimer Wasser ans Telefon zu stellen, ein elektrisches Gerät anzuschließen und mit beiden Händen hineinzutauchen. Auf den Einwand des Buben, er habe Angst vor einem Stromschlag, erklärte der Anrufer, dies sei ein Befehl des Vaters. Die Teufelei blieb zum Glück folgenlos. Da der Anrufer den Vornamen des Vaters dreimal nicht erriet, legte der Bub schließlich auf.

Tote Frau im Linienbus stundenlang nicht bemerkt

VENEDIG – Einen ganzen Nachmittag lang ist eine tote Frau mit einem Autobus durch die Hafenstadt Mestre bei Venedig gefahren worden, ohne daß sie jemand bemerkt hat. Erst kurz vor Mitternacht, nachdem der Bus bereits längere Zeit im Depot stand, habe eine Reinigungskraft die Tote entdeckt, berichten italienische Zeitungen. Die 72jährige Maria Zuliani Vitturi hatte den Linienbus benutzt, um zu ihrer Schwester zu fahren. Auf dem Weg dorthin erlitt sie einen Gehirnschlag. Offenbar getäuscht durch das friedliche Aussehen der «Schlafenden», setzten sich im Lauf des Nachmittags mehrere Passagiere ahnungslos neben die Tote. Auch dem Busfahrer fiel nichts auf. Er ließ die Tote nach Schichtende sitzen, schloß den Bus ab und ging nach Hause.

Gut getroffen

Aus 3000 Metern Höhe stürzte ein Fallschirmspringer der thailändischen Armee auf ein Haus. Sein Schirm blieb zu. Der Mann traf genau auf eine Rentnerin (62), die vor dem Fernseher saß. Beide starben.

Toter Taucher auf dem Gipfel

München – Wie kam der tote Taucher auf den Berg? Die Leiche des Münchner Hobbytauchers Noah L. war nach Waldbränden auf der griechischen Insel Thassos gefunden worden. Mysteriös: Der Tote lag auf einer Bergspitze zwischen verkohlten Baumstämmen – in voller Tauchermontur! Monatelange Ermittlungen ergaben: Noah L. hatte vor der thassischen Küste getaucht – genau zu dem Zeitpunkt, als die Wasserlöschflugzeuge auftankten. Der Taucher wurde in die Wasserkammern eingesogen. Die Piloten merkten nichts, öffneten die Luken über dem Waldbrandgebiet im Gebirge.

Erika (15) starb – gleich nach dem Ja-Wort

DALLAS – Einen Wunsch noch hatte die 15jährige Erika Valdez, bevor sie sterben mußte: Das leukämiekranke Mädchen aus Dallas wollte heiraten. Die Ärzte gaben ihr nur noch wenige Wochen zu leben, als Erika den 19jährigen Joaquin Valdez kennenlernte. Sie verliebte sich in den gutaussehenden Schüler. «Er mag mich sicher nicht, ich sehe aus wie ein Monster», sagte das von der Chemotherapie gezeichnete Mädchen ihrer Mutter. Erika irrte sich: Joaquin erwiderte ihre Liebe und erfüllte ihr den letzten Wunsch: eine Hochzeit ganz in Weiß. Mit einem spitzenbesetzten Brautkleid trat Erika vor den Altar. Nach dem Ja-Wort blieben dem Paar nur ein paar Stunden. Dann starb Erika in den Armen ihres Mannes. Sie wurde in ihrem Hochzeitskleid beerdigt.

SEATTLE – Mitchell Rupe, schwergewichtiger amerikanischer Bankräuber, ist zu dick für den Galgen. Der 41jährige, der 1981 zwei Bankangestellte getötet hatte, ist zum Tode durch den Strang verurteilt worden, doch sein stattliches Gewicht von 185 Kilogramm bewahrte ihn bislang vor dem Strick. Nach Erkenntnissen eines Gerichtes in Seattle könnte Rupe bei der Hinrichtung am Galgen wegen seines Gewichtes geköpft werden, eine Tötungsart, welche die «Grundlagen der Menschenwürde» verletzen würde. Jetzt wird geklärt, ob Rupe mit einem Spezialseil gehängt oder durch eine Giftinjektion getötet werden soll. Rupe, der auch auf eigenen Wunsch durch eine Giftspritze sterben könnte, dies aber stets abgelehnt hat, verzehrt derweil tütenweise Kartoffelchips und Süßigkeiten.

Tbilissi – *Surab Dugaschwili, ein georgischer Schachmeister, starb während der nationalen Meisterschaften, von einem irregulären Läuferzug ins rechte Auge tödlich verletzt.*

Das Turniergericht sprach dem noch im Spielsaal festgenommenen Gegner «zornigen Herzens» den Punkt zu. Entscheidend sei, so der Hauptschiedsrichter, daß Surab D. den irregulären Zug nicht reklamiert und die Partie «wegen Zeitüberschreitung» verloren habe.

ROM – Schauplatz eines bizarren Verbrechens wurde der Strand von Ostia. Man fand den 27jährigen Fabio C. erstickt mit einer Salatgurke im Rachen. Wie die Obduktion erwies, war es dem Opfer gelungen, zweimal von der Tatwaffe abzubeißen.

SONTHOFEN – Ein Allgäuer Jungbauer bastelte sich in monatelanger Arbeit einen elektrischen Stuhl, montierte zu diesem Zweck Metallteile von Strommasten ab. Als seine Mutter eines Abends ins Zimmer trat und das Licht anschaltete, löste sie damit die für ihren Sohn tödlichen Stromschläge aus. Die Polizei spricht von einem Selbstmord, der an Grausamkeit ohne Beispiel sei. Mutter und Sohn hatten 20 Jahre allein auf dem Einödhof gelebt.

PEKING – Er wollte die Hochschule besuchen und ermordete deshalb seine beiden Geschwister: der 15jährige Song Yuehui aus Chian begrub Bruder (14) und Schwester (11) bei lebendigem Leib. Die beiden jüngeren Kinder waren in ein Loch im Gelände gesprungen. Song schaufelte die Grube mit Erde zu; die Geschwister erstickten. Seine Begründung: «Ich wollte unbedingt auf die Universität gehen. Ich befürchtete, daß sich meine Eltern nicht die Ausbildung aller drei Kinder leisten können.»

Schlange frißt Kind

Ein zwei Monate altes Baby ist auf den Philippinen von einer Python-Schlange verschlungen worden. Die Mutter hörte den Säugling noch weinen – und sah dann eine «unförmige» Schlange davonkriechen.

Der rätselhafte Tod von Michael (10)

CHEMNITZ – Ein totes Kind, ein verschlüsseltes Geständnis, anonyme Beileidschreiben an die Eltern. Schließlich ein Brief, in dem der Fundort der Leiche preisgegeben wird: Die Kripo im sächsischen Chemnitz steht vor einem der mysteriösesten Verbrechen in Deutschland. Oder war es gar kein Verbrechen?

Das tote Kind heißt Michael T. (10). Ein aufgeweckter Blondschopf aus dem 5000-Einwohner-Städtchen Lößnitz im Erzgebirge. Sein Vater (38) ist Chef der Feuerwehr, ein angesehener Mann. Eine heile Familie, die am 14. Januar 1994 in einen Alptraum gestürzt wird. An diesem Tag verschwindet Michael auf dem Weg zur Schule spurlos.

Es gibt keine Zeugen, nichts, was auf den Verbleib des Jungen hindeutet. Bis sich vier

Tod im Zoo

Ein nächtlicher Zoobesucher ist in der kolumbianischen Stadt Cali von einem Nashorn getötet worden. Warum der 60jährige ins Gehege des Nashornweibchens kletterte, ist nicht bekannt. Fest steht aber, daß «Nora» ihn zertrampelte.

Wochen später ein anonymer Anrufer bei der Polizei in der Kreisstadt Aue meldet: «Sie bekommen bald ein Buch.» Es trifft zwei Tage später tatsächlich per Post ein: «Täglich geöffnet» von Heinz Knobloch, Kurzgeschichten, 204 Seiten.
Einzelne Buchstaben im ganzen Buch sind angekreuzt. Zusammengesetzt ergeben sie ein Geständnis! «Ich muß mein Gewissen erleichtern», teilt der Täter mit. «Es war ein Versehen. Ich habe Michael mit dem Auto überfahren, im Wald vergraben.» Die Polizei läßt das Buch von der ersten bis zur letzten Seite untersuchen. Doch nicht die geringste Spur, die zum Unbekannten führt.
Sieben Wochen vergehen, nichts tut sich. Da findet die Mutter (34) im Briefkasten ein Kuvert. Sie übergibt es der Polizei. Wieder ein Brief vom Unbekannten, aus ausgeschnittenen Zeitungsbuchstaben zusammengesetzt. Und: «Es tut mir besonders leid, weil ich Sie persönlich kenne.»
Ein Irrer, ein Sexualtäter oder doch nur ein Unfall? Kripohauptkommissar Dieter Wolfram (53), Chef der achtköpfigen Sonderkommission: «Alles ist möglich.»
Der traurige Höhepunkt offenbarte sich jetzt mit dem dritten Brief: «Die Leiche liegt in Leipzig, unter einem Gully in der Connewitzer Straße 1.» Die Polizei findet tatsächlich Überreste einer Leiche. Der Zahnstatus bringt die letzte Gewißheit: Es ist Michael.
Eine Erleichterung in gewissem Sinne für die Eltern: «Jetzt können wir Michael wenigstens beerdigen», sagt Frieder T. Für Kommissar Wolfram der letzte Anstoß: «Wir müssen den Kerl finden.»

TAMPA – Der Wagen stand im Halteverbot beim Justizpalast von Tampa (Florida) – auf dem Rücksitz schlief anscheinend der Fahrer. Eine Politesse klemmte ihm einen Strafzettel unter den Scheibenwischer. Was erst später eine Kollegin bemerkte: Der Mann war mit Klebeband gefesselt, kämpfte mit drei Kugeln im Kopf um sein Leben. Robert Enlow (69) starb später im Krankenhaus.

Richard Richards klagt gegen den Staat Missouri, weil er überzeugt ist, seine lebenslange Strafe abgesessen zu haben. Der Häftling bekam einen Herzschrittmacher, die Pumpe blieb zweieinhalb Minuten stehen. «Damit ist mein natürliches Leben beendet.»

Rache des Autos

1977 wurde ein Mann in New York von einem Auto umgefahren, konnte aber glücklicherweise unverletzt aufstehen. Ihm fiel ein, es sei eine gute Idee, eine Verletzung vorzutäuschen und von der Versicherung Geld zu fordern; also legte er sich wieder vor das Auto. Kaum hatte er das getan, rollte das Auto vorwärts und erdrückte ihn.

Schattiger Abgang

Dickkopf Armando Pinelli (70) gewann eine Auseinandersetzung mit einem anderen Mann, wer auf dem einzigen Stuhl im Schatten einer Palme in Foggia, Italien, sitzen dürfe. Er starb, als der Baum auf ihn fiel.

Däne fährt mit totem Vater auf dem Motorrad durch Kopenhagen

KOPENHAGEN – Ein Däne hat am Wochenende seinen toten Vater auf einem Motorrad durch Kopenhagen gefahren. Der 37 Jahre alte Flemming Pedersen habe seinen 86 Jahre alten Vater, der kurz zuvor in einem Krankenhaus gestorben sei, mit Lederkleidung, Motorradstiefeln, einem Helm und einer schwarzen Sonnenbrille ausstaffiert und ihn aus dem Krankenhaus geschmuggelt, berichtete die Boulevardzeitung BT am Montag. Dann habe er den Toten auf dem Sitz einer Harley Davidson festgeschnallt und sei drei Stunden mit ihm durch Kopenhagen gefahren, zu den Lieblingsplätzen des Vaters. An einer Kneipe hätten die beiden haltgemacht, hieß es weiter. Der Sohn habe zwei Bier gekauft und eine Zigarette zwischen die Lippen seines toten Vaters gesteckt. Pedersen sagte der Zeitung, er habe den letzten Ausflug mit seinem Vater unternommen, um noch einmal mit ihm zu plaudern. Danach habe er sich gut gefühlt.

Weil sie glaubte, ihr Mann habe sie betrogen, sprang Vera Czermak aus Prag aus ihrem Fenster im dritten Stock – und landete auf ihrem Mann, als er gerade unten vorbeikam. Sie erholte sich im Krankenhaus wieder, er aber war sofort tot.

Gerard Hommel war ein erfahrener Bergsteiger, der sechs Everest-Expeditionen überlebt hatte. Eines Tages fiel er beim Wechseln einer Glühbirne zu Hause in Nantes, Frankreich, von der Leiter. Er knallte mit dem Kopf gegen das Spülbecken und starb.

Fisch ersticht Mann

Ein südkoreanischer Fischer in Neuseeland, der seinen Fang an Land gebracht hatte, hielt den Thunfisch, den er ausnehmen wollte, für tot. Plötzlich zuckte dessen Schwanz, das Messer, das der Mann hielt, wurde in seine Brust geschleudert und tötete ihn.

Als der Präsident der Elfenbeinküste Felix Houphouet-Boigny nach 33jähriger Regierungszeit starb, tauchte ein unidentifizierter Mann Mitte Zwanzig in dessen Palast auf. Er verkündete, daß er ein Leben ohne den Präsidenten nicht ertragen könne und stürzte sich in den krokodilgefüllten Palastgraben. Große Menschenmassen versammelten sich, um zu beobachten, wie die Krokodile seinen Körper über zwei Tage hinweg zerrissen und verzehrten.

Passendes Ende

Vincent Orr saß vier Jahre im Gefängnis, wegen Mordes an seiner Freundin am Neujahrstag 1985. Er gestand, während einer Auseinandersetzung in betrunkenem Zustand wiederholt ihren Kopf auf den Betonboden ihres Hauses in Radcliffe geschlagen zu haben. Im Sommer 1991 verbrachte er die Ferien mit seiner neuen Freundin auf Korfu. Als er am ersten Morgen zum Schwimmen ging, schmetterte er mit dem Kopf gegen einen Felsen und starb wenige Stunden darauf.

Publikumsmitwirkung

Eine Menge von 50 Leuten versammelte sich auf einer Brücke in Ho Chi Minh-Stadt in Vietnam, um den Selbstmordversuch eines Mädchens zu beobachten. Die Brücke brach unter dem Gewicht zusammen, neun Menschen starben. Das Mädchen wurde gerettet.

Todestraum

Geburtshelferin Dr. Linda R. Goudy aus Stoneham, Massachusetts, stornierte eine Karibik-Kreuzfahrt im Herbst 1993, nachdem ein Traum sie davon überzeugt hatte, daß sie in ihrem Auto umkäme, wenn sie fahren würde. Vermutlich hätte sie trotzdem fahren sollen, denn vier Tage später wurde sie auf dem Parkplatz des Krankenhauses, in dem sie arbeitete, erwürgt in ihrem Auto gefunden.

Schlangensuppe

Vier Jungen im Alter von acht bis 15 Jahren starben in der algerischen Stadt Maghnia kurz nach dem Verzehr von Suppe. Ihre Mutter hatte versehentlich eine Giftschlange mitgebracht, im Gemüse versteckt, das sie in den Kühlschrank packte. Als sie das Gemüse herausnahm, glitt die Schlange auf der Suche nach Wärme in den Topf und verspritzte ihr Gift in die Suppe.

Der Farmer Vincent Caroggio aus Chartres, Frankreich, machte auf der Kaninchenjagd eine Pause und legte sein Gewehr ab. Im selben Moment wurde er von einem Kaninchen erschossen, das aus seinem Bau sauste und gegen den Abzug stieß.

Hotel-Fluch

Ibrahim Sezgin, ein Kaufmann aus Bursa, der eine Nacht in einem Hotel in Canakkale, Türkei, verbrachte, starb im Bad. Die Polizei konnte nichts Außergewöhnliches finden und bezeichnete es als natürlichen Tod. Keiner wollte daraufhin das Zimmer haben, also benutzten Hoteleigentümer und das gesamte Personal das Bad, um zu beweisen, daß alles in Ordnung war. Eine Woche später bewohnte der Handelsvertreter Bekir Aksoy das Zimmer und wurde ebenfalls tot im Bad aufgefunden. Auch diesmal gab es keine verdächtigen Umstände, aber der Raum wurde vorsichtshalber versiegelt.

Drowning by numbers

Elf Schüler und ein Geistlicher der Adventisten ertranken auf dem Weg zu einem Konvent auf einer Insel im Victoriasee, Tansania. Die Kirche gab an, es handle sich um einen Unfall, Zeugen erklärten hingegen im Polizeiverhör, die zwölf Opfer hätten versucht, ihren festen Glauben durch Wandeln auf dem Wasser zu beweisen.

David Wayne Godin ertrank in der Gegend von Dartmouth, Neuschottland, als sein Wagen auf der Heimfahrt von seinem Bachelor-Herrenabend in einen See fiel. An seinem Fuß befestigt war – Aufmerksamkeit seiner Partyfreunde – eine echte alte Sträflingskette mit Eisenkugel.

Dirty Larry

Larry Kennedy, 16, wurde in der Schule von Gary, Indiana, wegen seines Körpergeruchs verspottet. Schließlich erschoß er sich mit dem Gewehr seines Vaters, da ihm seine Familie nicht gestattete, ein Bad zu nehmen. Diese hatte das Baden vor 15 Jahren eingestellt, nachdem seine Schwester als Kleinkind im Bad gestorben war.

Ein 25jähriger Elektromonteur wurde tot in seinem Bett aufgefunden. Aus der Bettdecke ragte ein Kabel heraus, die Leiche lag unter der Decke. Die Hose des Schlafanzugs war bis zu den Knien herabgestreift, der Penis leicht erigiert, an der Öffnung befand sich eingetrocknetes Sperma. Die linke Hand ruhte auf der Brust und umklammerte einen spiralförmigen, zwei Millimeter starken Kupferdraht; ein weiterer Draht, der zu einer engen Schlinge geformt worden war, steckte tief im After. Auf der Hand, der Brust und im Rektum wurden Strommarken gefunden.

Die Drähte waren über einen Stufenschalter, einen Transformator und einen Regelwiderstand mit der Steckdose verbunden. Bei eingeschaltetem Regelwiderstand und der vorgefundenen Stellung des Stufenschalters waren etwa 150 mA durch den Körper geflossen, eine unter diesen Bedingungen tödliche Stromstärke. Der elektrische Strom hatte Herzkammerflimmern verursacht, der Tod war durch Herzstillstand eingetreten.

Wie der Verunglückte auf diese seltsame Form der Masturbation gekommen ist, konnte naturgemäß nicht mehr festgestellt werden. Möglicherweise hatte ihm die sogenannte Elektro-Ejakulation bei Tieren als Vorbild gedient, die zur Gewinnung von Samen für künstliche Befruchtung vorgenommen wird. Das männliche Tier wird zu diesem Zweck narkotisiert, dann erfolgt bei allmählicher Steigerung der Spannung bei etwa 20 Volt und 150 mA durch rhythmische Stromstöße die Ejakulation.

1893 – Henry Ziegland ließ seine Verlobte sitzen, die daraufhin ihrem Leben ein Ende setzte. Ihr Bruder schwor Rache, suchte Ziegland auf und schoß auf ihn, brachte sich anschließend selbst um. Ziegland jedoch war nur verwundet, benommen von der Kugel, die seinen Kopf gestreift und dann in einen nahestehenden Baum eingedrungen war. Mehr als 20 Jahre später entschloß sich Ziegland, den Baum zu fällen, der so groß war, daß er gesprengt werden mußte. Durch die Explosion wurde die Kugel heraus- und durch die Luft geschleudert – direkt durch Zieglands Kopf. Er starb.

Ein Mann namens Frederick Chance starb bei einem Autounfall bei Trourbridge, Worcester. Der Fahrer des anderen Fahrzeugs hieß ebenfalls Frederick Chance, genauso wie der Polizist, der den Unfall aufnahm. Als sein Protokoll von der übergelagerten Behörde zweimal wegen groben Unfugs zurückgesandt wurde, erlitt er einen Nervenzusammenbruch.

Wayne Roth, 38, aus Pittston, Pennsylvania, wurde von der Kobra seines Freundes Roger Croteau gebissen, nachdem er spielerisch in das Terrarium gegriffen und die Schlange hochgehoben hatte. Daraufhin weigerte sich Wayne, ins Krankenhaus zu gehen, sagte zu Roger: «Ich bin ein Mann, damit werde ich fertig.»

Statt ins Krankenhaus ging Wayne in eine Bar. Er nahm dort drei Drinks und brüstete sich damit, eben von einer Kobra gebissen worden zu sein. Kobragift ist ein langsam wirkendes Nervengift. Er starb innerhalb weniger Stunden in Jenkins Township, Pennsylvania.

Edgar Allan Poe schrieb eine Erzählung über schiffbrüchige Seeleute, die einen Schiffsjungen namens Richard Parker töten und essen. Mehr als fünfzig Jahre später töteten und aßen schiffbrüchige Matrosen tatsächlich einen Schiffsjungen namens Richard Parker.

Der Sarg mit dem Körper eines Schauspielers, der auf einer Tournee in Galveston, Texas, gestorben war, wurde während eines Hurrikans über Bord gerissen. Der Sarg trieb 3200 km weit auf dem Meer – nach Prince Edward Island, der Heimat des kanadischen Schauspielers, wohin er ursprünglich befördert werden sollte.

Beim 1994er Annual Awards Dinner der Amerikanischen Gesellschaft für Forensik (AAFS) in San Diego setzte der Vorsitzende Don Harper Mills sein Publikum mit den juristischen Komplikationen eines bizarren Todes in Erstaunen. Hier die Geschichte:

Am 23. März 1994 untersuchte der Gerichtsmediziner den Körper von Ronald Opus und kam zu dem Schluß, daß dieser an einem Kopfschuß gestorben war. Der Verstorbene war mit Selbstmordabsichten (er hinterließ eine Notiz, die seine Verzweiflung andeutete) vom Dach eines zehnstöckigen Hauses gesprungen. Als er am neunten Stock vorbeifiel, setzte ein Schrotschuß aus einem Fenster seinem Leben abrupt ein Ende. Weder der Schütze noch der Verstorbene bemerkten, daß auf Höhe des achten Stocks ein Sicherheitsnetz zum Schutz einiger Fensterputzer angebracht worden war, und daß Opus infolgedessen nicht imstande gewesen wäre, seinen Selbstmord zu Ende zu bringen.

In diesem Fall hatte eine Person, die sich anschickte, Selbstmord zu begehen, letztendlich Erfolg, auch wenn der Vorgang nicht der beabsichtigte gewesen ist. Daß Opus auf dem Weg zum sicheren Tod erschossen wurde, hätte wahrscheinlich seine Todesart nicht vom Selbstmord zum Totschlag verändert. Aber die Tatsache, daß seine Selbstmordabsichten nicht von Erfolg gekrönt gewesen wären, ließ den Gerichtsmediziner fühlen, er habe es hier mit Totschlag zu tun. Das Zimmer im neunten Stock, von dem der Schuß ausging, wurde von einem älteren Mann und seiner Ehefrau bewohnt. Sie hatten Streit, und er bedrohte sie mit einer Schrotflinte. Er war so außer sich, daß er beim Auslösen des Abzugs seine Frau völlig verfehlte und Schrotkörner durchs Fenster schlugen, wo sie Opus trafen. Beabsichtigt jemand Subjekt A zu töten, tötet bei dem Versuch jedoch Subjekt B, ist er des Mordes an Subjekt B schuldig. Mit dieser Beschuldigung konfrontiert, beteuerten der alte Mann und seine Frau, keiner von beiden habe gewußt, daß die Flinte geladen war. Der Mann sagte, es sei eine alte Gewohnheit gewesen, seine Frau mit dem ungeladenen Gewehr zu bedrohen. Er hatte nicht die Absicht, sie zu töten, infolgedessen erschien die Tötung des Opus als ein Unfall.

Weitere Untersuchungen führten zu einem Zeugen, der gesehen hatte, wie der Sohn des Paares etwa sechs Wochen vor dem verhängnisvollen Unfall das Gewehr geladen hatte. Es kam heraus, daß die alte Dame ihrem Sohn die finanzielle Unterstützung gestrichen hatte, und dieser, im Wissen um die Neigung seines Vaters, die Flinte als Drohung zu verwenden, das Gewehr in der Erwartung geladen hatte, der Vater würde die Mutter erschießen. Der Fall war nun zum Mord von seiten des Sohnes an Ronald Opus geworden.

Es gab noch eine entzückendere Wendung. Weitere Nachforschungen ergaben, daß der Sohn, eben jener Ronald Opus, über sein Versagen, die eigene Mutter umzubringen, zunehmend verzweifelte. Dies brachte ihn dazu, am 23. März vom zehnstöckigen Haus zu springen, wobei er von einem Schrotschuß durch ein Fenster im neunten Stock getötet wurde.

Der Gerichtsmediziner schloß den Fall als Selbstmord ab.

Eine heftige Windbö schleuderte 1983 den Wagen des 45jährigen Vittorio Luise in einen Fluß bei Neapel. Er schaffte es, ein Fenster einzuschlagen, hinauszuklettern und ans Ufer zu schwimmen, wo ein Baum umfiel und ihn tötete.

Staub zu Staub, Asche zu Druckerschwärze

New York – der letzte Wille seines Redakteurs Mark Gruenwald war dem Verlag Marvel Comics Befehl: Er ließ Druckerschwärze mit der Asche des Verstorbenen mischen und damit ein Comic-Heft drucken.

William Kogut wartete auf seine Hinrichtung wegen Mordes an einer Dame von zweifelhaftem Ruf. Er hatte der Frau die Kehle durchgeschnitten, sein Motiv gab er nie preis. Er hielt es für richtig, daß er für sein Verbrechen mit dem Tod bezahlen sollte, wollte dies jedoch selbst erledigen. Die Vorsichtsmaßnahmen der Gefängnisleitung durchkreuzten alle Selbstmordpläne, aber er hielt selbst in San Quentin an seinen Plänen fest.

Vier Monate brauchte er, um seine Selbstmordabsicht auszuführen. Er bastelte ein Rohrgeschoß aus einem der Stahlfüße seiner Pritsche. Dann riß er Spielkarten in winzige Stücke und stopfte sie in das Rohr. Das eine Ende verschloß er fest mit einem kurzen Besenstiel, am anderen goß er Wasser hinein, um die Kartenschnipsel aufzuweichen. Anschließend legte er das Rohr auf den kleinen Kerosinofen neben seiner Pritsche, so daß das offene Ende in Stirnhöhe auf seinen Kopf gerichtet war.

Durch die Hitze des Ofens verdampfte das Wasser im Stahlrohr. Der dadurch entstandene Druck entlud sich durch das offene Ende und katapultierte den Pfropf aus zusammengepreßten Kartenschnipseln mit solcher Wucht heraus, daß er Koguts Schädel durchdrang.

Auf einer Motorradfahrt durch das ungarische Land kam Cristo Falatti an eine Bahnlinie, als sich die Schranken eben schlossen. Während er müßig dasaß, kam ein Bauer mit Ziege hinzu, die dieser an die Schranke band. Kurz darauf fuhr ein Karren mit Pferd hinter Falatti, gefolgt von einem Mann in einem Sportwagen. Als der Zug durch die Schranken donnerte, erschrak das Pferd und biß Falatti in den Arm. Dieser, kein Mann, der mit sich spaßen läßt, versetzte als Antwort dem Pferd einen Faustschlag auf den Kopf. Als Folge davon sprang der Besitzer des Tieres von seinem Karren und begann eine Rauferei mit dem Motorradfahrer. Diese Art Aufregung nicht gewohnt, wich das Pferd heftig zurück, der Karren krachte in den Sportwagen. Dessen Fahrer stürzte aus seinem Gefährt und schloß sich der Prügelei an. Der Bauer kam hinzu, in der Absicht, die drei Schläger zu besänftigen. In diesem Moment öffneten sich die Schranken, und die Ziege wurde stranguliert. Nach letzten Berichten versuchen die Versicherungsgesellschaften noch immer, die Haftpflichtansprüche zu sortieren.

Zwei Autofahrer hatten bei Gütersloh einen Zusammenstoß im dichten Nebel. Jeder lenkte seinen Wagen im Schneckentempo nahe des Mittelstreifens. Im Moment des Aufpralls waren beide Köpfe aus dem Fenster gestreckt und knallten gegeneinander. Die Männer erlagen ihren schweren Kopfverletzungen. Ihre Wagen hatten keine Schramme.

Für eine Schaufensterpuppe hielten Kunden in Johannesburg einen Dekorateur, der während der Arbeit auf einem Bett zusammengebrochen und mit dem Gesicht nach unten gestorben war. Die Wahrheit kam erst heraus, als sich ein Passant über die Geschmacklosigkeit der Auslage beschwerte.

In Bauma bei Zürich tötete ein Mann versehentlich seine zweijährige Tochter, indem er einen Schneemann auf ihr errichtete. Dutzende Nachbarn beteiligten sich an der Suche nach dem Mädchen, als man entdeckte, daß sie vom Spielplatz vor ihrem Elternhaus verschwunden war. Jemandem kam der Schneemann seltsam vor, doch zu spät legte er das zusammengerollte, blaugefrorene Kind darunter frei.

Am 5. Februar wurde der Körper von Henry Carlton, 41, verkeilt im Erdgeschoßfenster einer Maklerfirma in Williamsport, Pennsylvania, aufgefunden. Seine Beine befanden sich innen, Kopf und Arme im Freien, neben ihm eine Tasche mit Einbruchswerkzeug. Offensichtlich glaubte er, sich durch das 38 cm hohe und 45 cm breite Fenster quetschen und auf dem Boden landen zu können; doch das Fenster war durch ein Heizrohr blockiert, und Carltons massige Kleidung behinderte ihn. Er erfror.

Jim Gernhart war mit der Beisetzung seiner Schwester in Burlington in Colorado sehr unzufrieden. Deshalb entschloß er sich 1951 als 75jähriger zu einem Probebegräbnis. Trotz anfänglicher Widerstände setzte er sein Vorhaben in die Tat um, und alles klappte großartig. In der Folge wurde die Beisetzung fast 30 Jahre lang geprobt, bis sie schließlich 1980 zu ihrer eigentlichen Anwendung kam.

Um ein Huhn zu retten, stieg am 31. Juli der Bauernsohn Allam Sabet al-Sayyed, 18, in einen 18 Meter tiefen Brunnen im ägyptischen Dorf Nazlat Imara, 240 Meilen südlich von Kairo. Offensichtlich ertrank er, als ihn ein Wasserwirbel nach unten zog. Als er nicht wieder erschien, kletterte sein Bruder Sayyed, 20, hinunter, um nachzuschauen – und ertrank. Daraufhin stieg sein Bruder Ahmad, 16, hinab und verschwand, gefolgt von der 14jährigen Schwester Zeinab. Zwei ältere Cousins wollten ihnen zu Hilfe kommen und erlitten dasselbe Schicksal. Die Körper der sechs Jugendlichen wurden später aus dem Wasser gezogen, zusammen mit dem einzigen Überlebenden, dem Huhn.

Yiannis Karayannopoulos, 87, ein Landwirt aus Oropedio bei Grevena in Nordgriechenland, hatte seinen Nachbarn Thomas Koletos im Verdacht, seine Katze gestohlen zu haben. Er erschoß ihn deshalb, als der am 10. Mai das Haus auf dem Weg zur Arbeit verließ. Koletos' Frau Chrysanthi hörte den Schuß, lief nach draußen und wurde ebenfalls erschossen. Anschließend richtete Karayannopoulos die Waffe gegen sich selbst. Etwas später kehrte die Katze heim.

Ismail Ayyildiz, Bauer in der Provinz von Edirne (Türkei), verkündete am 8. September Saufkumpanen, er wolle sich einen schmerzenden Zahn herausschießen. Die Do-it-yourself-Zahnbehandlung erwies sich als tödlich – die Kugel verließ seinen Mund Richtung Schädeldecke. Er wurde ins Krankenhaus gebracht, starb aber wenige Stunden später.

Als er die Sicherheit der Fenster eines Wolkenkratzers in der Torontoer Innenstadt demonstrieren wollte, brach ein Anwalt mit der Schulter durch die Scheibe und stürzte 24 Stockwerke in den Tod. Ein Polizeisprecher gab an, Garry Hoy, 39, sei am frühen Freitagabend in den Hof des Toronto Dominion Bank Tower gefallen, als er Jurastudenten die Stärke der Gebäudefenster zeigen wollte. Hoy hatte Polizeiberichten zufolge schon zuvor Vorführungen der Fensterstärke gegeben. Peter Lauwers, Geschäftsführer der Firma Holden Day Wilson, sagte zur Toronto Sun, Hoy sei «einer der besten und klügsten Mitglieder der 200-Personen-Gesellschaft gewesen».

Der dänische Student Jim Terweil, 26, wurde zu zwölf Jahren Gefängnis verurteilt, nachdem er einem Psychotherapeuten gestanden hatte, seiner Mutter mit einer Armbrust einen Kugelschreiber durchs Auge geschossen zu haben. Bei der Revision hingegen ignorierte das Gericht von The Hague jene Aussage und erklärte, die Frau sei bei einem merkwürdigen Unfall ums Leben gekommen – sei nämlich mit dem Stift in der Hand ausgerutscht und hingefallen.

Der Slapstick-Komiker Yves Abouchar, 45, starb an einer Sahnetorte, die ihm ins Gesicht geworfen worden war. Der Franzose atmete in dem Moment ein, als die Torte auftraf, und erstickte am Schaum.

Der Thaiboxenthusiast und Träger des braunen Gürtels Scott Kell, 23, verlor anscheinend die Orientierung, während er eine Serie von hohen Kicksprüngen übte – er stürzte mit einem Kampfschrei auf den Lippen aus dem offenen Fenster seiner Wohnung im 10. Stockwerk eines Hochhauses in Salford, England.

Ein kaugummikauender Autofahrer starb, weil eine riesige Kaugummiblase platzte, an seiner Brille haften blieb und ihm die Sicht nahm. Abner Kriller aus Albany, Australien, kam mit seinem Wagen von der Straße ab und stürzte einen Hügel hinab.

Cory Quinn aus Sydney, Australien, beging Selbstmord, indem er sich in den Kühlschrank seiner Freundin Mary sperrte, während diese auf Urlaubsreise war. Für die 130-Kilo-Frau hinterließ er eine Nachricht: «Friß auch noch das, du fettes Schwein!»

In einem Mietshaus im Nordwesten von Austin, Texas, griff sich William Howard Tate, 43, seine 45er Halbautomatik, ohne zu bemerken, daß sie geladen war. Zu seinem Glück zielte er gerade auf den Boden, als sie losging. Weniger Glück hatte der namenlose Mann im Bett der darunterliegenden Wohnung. Die Kugel durchschlug den Boden und traf ihn in die Brust. Er starb noch am Tatort.

WARSCHAU – Krzyzstof Azninski, 30, hatte den ganzen Tag mit drei Freunden im Garten getrunken. Die vier Männer setzten traditionelle «Männerkappen» auf und vertrieben sich die Zeit mit Mutproben und Machospielen. Anfangs schlugen sie sich Eiszapfen auf die Köpfe, dann jedoch legte Franciszek Zyzcoszuzko, 41, seine Hand auf einen Holzblock und forderte Azninski auf, sie abzuhacken. Azninski hieb mit einem Messer auf die Hand ein und trennte das Gelenk halb durch. Ein dritter Mann griff sich eine Kettensäge und schnitt sich einige Zehen des rechten Fußes ab.

Azninski, der wohl nicht übertroffen werden wollte, schnappte die laufende Säge, und mit dem Ausruf «Nun seht euch das an!» schwang er sie gegen seinen Kopf und schnitt diesen ab. Nun entschieden die Zecher, daß die Dinge ein wenig zu weit gegangen waren, stoppten den Wettbewerb und stimmten ein altes Volkslied an: «Roll den Kopf des Riesen fort ...», wovon die Nachbarn geweckt wurden.

Der abgewiesene Liebhaber Scott McCraw, 37, aus Long Island beging Selbstmord, indem er sein Haustier, eine Klapperschlange, solange reizte, bis sie ihn biß. Er starb an Herzversagen in einem Feld, die Schlange erfror. Beide Leichen wurden erst nach 19 Tagen gefunden.

Ein brasilianischer Fischer ist bei der entlegenen Amazonasstadt Belem erstickt, nachdem ihm unerwartet ein Fisch in den Mund gesprungen war. Nathon do Nascimento angelte am Maguari-Fluß, 30 Meilen südlich von Belem, als ein 15 cm langer Fisch plötzlich aus dem Fluß sprang und Nascimento, der sich mitten in einem langen Gähnen befand, in der Kehle steckenblieb. Zwei andere Fischer versuchten ihm zu helfen, aber bis sie im örtlichen Krankenhaus ankamen, war es zu spät. «Der Fisch verstopfte seine Kehle völlig, und er konnte ihn nicht rausziehen, weil er nicht an den Schwanz herankam», sagte ein Doktor.

Gulnara Hinz erstach ihren gewalttätigen Mann, kochte das Fleisch im Ofen und servierte es auf seiner Geburtstagsparty in Usbekistan den Mitgliedern seiner Familie. Als die Verwandten nach ihm fragten, sagte die 26jährige, sie hätten ihn gerade gegessen.

Feuerzeug löst Explosion aus

Ein Mann aus Jay County benutzte ein Feuerzeug, um den Lauf eines Vorderladers zu prüfen. Er wurde Montag nacht getötet, als sich die Waffe in sein Gesicht entlud. Gregory David Pryor, 19, starb im Haus seiner Eltern um 23.30. Ermittler sagten, Pryor habe einen 54er Vorderlader gereinigt, der nicht richtig funktionierte. Er nahm das Feuerzeug, um in den Lauf zu sehen, als das Schießpulver sich entzündete.

Ein New Yorker Teenager wurde von seinem Python erdrückt, weil er die Schlange nicht ausreichend gefüttert hatte, sagte die Polizei. Grant Williams, 19, wurde in einer Blutlache gefunden, zerquetscht von einem dreieinhalb Meter langen Burmesischen Python namens Damien, der noch um seinen Körper gewunden war. Die Schlange hatte in der vergangenen Woche nur ein einziges totes Huhn erhalten und war vermutlich wahnsinnig vor Hunger.

Williams wurde im Flur gefunden. Möglicherweise versuchte er, die Wohnung zu verlassen, um Hilfe zu holen. Die Sanitäter mußten alle Kräfte – körperlich und mental – aufbieten, um den 20 Kilo schweren, 12 Zentimeter dicken Python von Williams zu entfernen.

Bremse benutzen!

Erinnern Sie sich an den tragischen Tod zweier kleiner Jungen, die ertranken, als das Auto, in dem sie sich befanden, eine Bootsrampe hinab und in einen See rollte? Ihre Mutter Susan Smith wurde des Mordes für schuldig befunden. Der See wurde zum Wallfahrtsort für Schaulustige. Eine Familie fuhr beim Besuch des Sees auf die Bootsrampe, vergaß aber, die Handbremse anzuziehen. Der Wagen rollte ins Wasser, zwei Erwachsene und zwei Kinder ertranken.

Ein Mann glitt beim Reinigen eines Vogelfutterhäuschens auf dem Balkon seiner Eigentumswohnung in der Torontoer Vorstadt aus und stürzte 23 Stockwerke tief in den Tod. Stefan Macko, 55, stand am Sonntag auf einem elektrischen Rollstuhl, als das Unglück geschah, sagte Inspektor D'Arcy Honer von der Regionalpolizei. «Es scheint, daß sich der Stuhl einschaltete, in Bewegung setzte und den Mann gleichsam über die Brüstung kippte. Es ist einer dieser verrückten Unfälle. Ein Verbrechen wird nicht vermutet.»

Am Weihnachtsabend erstach Hu Pao-Vin, 35, ihre Schwiegermutter. Als Begründung gab sie der Polizei in Taiwan an: «Ich bin die schönste Frau der Welt. Die Existenz anderer Frauen ist somit überflüssig.» Ihre Adoptivmutter überlebte einen ähnlichen Angriff.

Anruf um Mitternacht

Ken Charles Barger, 47, erschoß sich versehentlich im Dezember in Newton, North Carolina, als er, vom Läuten des Telefons neben seinem Bett geweckt, nach dem Hörer griff, statt dessen aber eine Smith & Wesson, Kaliber 38 erwischte. Sie ging los, als er sie ans Ohr hielt.

Die Arizona Highwaystreife traf auf einen Haufen schwelendes Metall, seitlich eingebettet in einen Felsen, der am Scheitelpunkt einer Kurve an der Straße aufragte. Das Wrack sah aus wie das Relikt eines Flugzeugabsturzes, es war jedoch ein Auto. Das Modell war am Schauplatz nicht zu identifizieren. Laborangestellte fanden heraus, was geschehen war. Offensichtlich hatte ein ehemaliger Air Force Sergeant irgendwie eine JATO-Einheit (Treibstoffrakete, die benutzt wird, um schweren Militärtransportmaschinen beim Abheben von einer kurzen Startbahn einen Zusatzschub zu geben) in die Finger bekommen. Er fuhr seinen Chevy Impala hinaus in die Wüste, wo er ein langes gerades Stück Straße fand. Er befestigte die JATO-Einheit an seinem Wagen, sprang hinein, gab Gas und zündete die Rakete. Seine ermittelte Spitzengeschwindigkeit lag irgendwo zwischen 350 und 420 km/h, als er in jene Kurve geriet. Die Bremsen waren völlig weggeschmort, vermutlich beim Versuch, den Wagen zu verlangsamen.

Ein Großteil der Überreste des Fahrers konnte nicht gefunden werden, kleine Knochenfragmente, Zähne und Haar wurden aus dem Krater geborgen und vom Steuerrad Fingernägel und Knochensplitter.

Auf Nummer Sicher gehen wollte ein arbeitsloser Kranführer aus Hamburg. Nachdem er sein Haus in die Luft gesprengt hatte, lief er in ein nahes Gartenhäuschen, trank eine Flasche Pflanzengift, legte sich eine Drahtschlinge um den Hals und schoß sich, als sich diese zuzog, zur Sicherheit auch noch eine Kugel durch den Kopf.

Auch nach ihrem Tode wollte eine junge Frau aus Melbourne ihren Angehörigen nicht zur Last fallen und erschoß sich praktischerweise gleich in einem Leichenschauhaus. «Mein Tod soll nicht allzu viele Schwierigkeiten machen», stand in ihrem Abschiedsbrief.

Im Königsforst bei Köln wurde an einem Augustnachmittag eine an einem Baum hängende Leiche von Pilzsuchern entdeckt.
Die Leiche war männlich, über Arme und Beine waren lange Damen-Nylonstrümpfe gezogen, den Oberkörper bedeckte ein seidener Spitzenunterrock. Unter dem Petticoat trug die Leiche vier Damenslips mit Spitzenbesatz, ein Menstruationshöschen, eine Damenbinde und eine Kinderwindel. Über den Kopf hatte sich der Mann eine Perücke aus langem Frauenhaar gestülpt. Die nackten Körperstellen waren teilweise mumifiziert, die bekleideten von Maden zerfressen. Tierfraß hatte auch das Gesicht und den Hals teilweise skelettiert. Als Todesursache wurde Erhängen festgestellt.
Es handelte sich bei dem Toten um einen 26jährigen Reserve-Leutnant, dessen sexuelle Abartigkeit aber nicht aufgefallen war. Er hatte sich im Wald seiner Kleidung entledigt und Damenwäsche angezogen. Dann war er auf den Baum gestiegen, hatte sich einen Nylonstrumpf und darüber eine Schlinge um den Hals gelegt, das andere Seilende und ein zweites Seil an einem Ast über sich befestigt. Am zweiten Seil hielt er sich fest und begann, auf einem Ast stehend, auf und nieder zu wippen. Dabei zog sich das Seil um den Hals straff und lockerte sich wieder. Die rhythmische Drosselung der Luftzufuhr und der Blick auf Nylonstrümpfe, Gummihandschuhe und ein unter den Baum gelegtes Pornobild sollten den Orgasmus auslösen. Als dieser kam, rutschten die Füße des Mannes vom Ast – es war sein letzter.

Mehr in den Armen als im Kopf hatte ein Sportfischer. Mit viel Schwung warf er seine Angelschnur aus. Diese wickelte sich um eine nahegelegene Hochspannungsleitung – Stromschlag, Exitus.

Ein Pudel, der im Jahre 1988 in Buenos Aires von einem Balkon fiel, hat insgesamt drei Menschen das Leben gekostet. Dem ersten fiel er auf den Kopf, der zweite wurde von einem Bus überfahren, als er sich das Ereignis ansah, und ein dritter Augenzeuge bekam vor Aufregung einen Herzschlag.

Ein Australier haßte es, daß Katzen in seinen Garten kamen. Also baute er aus einer Sardinenbüchse mit elektrischem Anschluß eine Falle. Als er versehentlich hineintrat, starb er.

Der bedeutende französische Komponist Lully starb 1687 an den Folgen einer Blutvergiftung, die er sich zugezogen hatte, als er sich während des Dirigierens in einem Augenblick höchster Erregung mit seinem Taktstock den eigenen Fuß durchbohrte.

Die amerikanische Tänzerin Isadora Duncan wollte 1927 ein Bugatti-Cabriolet kaufen. Am Abend des 17. November unternahm sie eine Probefahrt. Da es kühl war, schlang sie ihren langen roten Seidenschal um den Hals. Von ihren Freunden nahm sie theatralisch mit den Worten Abschied: «Lebt wohl, meine Freunde, ich fahre gen Himmel.» Als der Bugatti anfuhr, verfing sich ihr Schal in einem Hinterrad, straffte sich ruckartig und brach ihr das Genick.

Auf originelle Weise hat der Venezolaner Roberto Rodriguez sich seiner Schwiegermutter entledigt. Während seiner eigenen Beerdigungsfeier in Pecaya sprang er urplötzlich aus dem Sarg und begann lautstark über seinen inkompetenten Hausarzt zu schimpfen. Seine Schwiegermutter brach aufgrund des Schocks zusammen und verstarb. Sie wurde später in dem Grab beigesetzt, das für Roberto reserviert war.

An einem naßkalten Wintertag in einer süddeutschen Stadt ging die fünfzehnjährige Ulrike L. kurz aus der Wohnung ihrer Mutter, um die Toilette aufzusuchen. In dem alten Mietshaus lag diese Örtlichkeit am Gang, einen halben Stock tiefer. Ulrike kehrte nicht mehr zurück. Die Eltern erstatteten Vermißtenanzeige, ein Suchhund der Polizei konnte ihre Fährte nur bis zur Toilette aufnehmen. Diese war ein Plumpsklo mit einer hölzernen Brille, über dem Sitz befand sich ein Fenster. Ulrike könnte aus diesem gestürzt sein, aber im Hof lag keine Leiche, es gab auch keine Blutspuren. Der Fall blieb vorläufig rätselhaft.

Am Ende des Winters sollte die Fäkaliengrube geleert werden. Diese lag auf dem Hof und war mit einem eisernen Deckel verschlossen. Als ihn die Arbeiter abheben wollten, stellten sie fest, daß er gefroren war, sie mußten ihn erst abtauen. Als er sich abnehmen ließ, hatten sie plötzlich zwei Deckelteile in den Händen. Der Deckel war in der Mitte gebrochen, die beiden Teile waren so dicht aneinandergefügt, daß der Riß nicht sichtbar gewesen war.

In der Grube schwamm eine Leiche – es war Ulrike. Sie hatte noch gelebt, als sie in der Fäkaliengrube versunken war. Die Einatmung von Fäkalienmasse und Jauche hatte die Atemwege verstopft, sie war erstickt.

Die Kriminalpolizei rekonstruierte den Unfall folgendermaßen: Ulrike hatte sich aus dem Toilettenfenster gebeugt und dabei das Gleichgewicht verloren. Beim Sturz überschlug sie sich und landete mit den Füßen zuerst auf dem gußeisernen Grubendeckel. Dieser war durch den Frost spröde geworden, der Aufprall ließ ihn in zwei Stücke zerbrechen. Ulrike rutschte in die Grube hinab, die Deckelhälften klappten wieder nach oben. Sie froren aneinander, und der Riß blieb unbemerkt.

Mrs. Hannah Beswick lebte im 18. Jh. in der englischen Stadt Manchester. Nachdem ihr Bruder beinahe lebendig begraben worden wäre, verfügte sie, nach ihrem Tode einbalsamiert zu werden. Ein Arzt sollte sie über der Erde lagern und regelmäßig auf Lebenszeichen untersuchen. Dies geschah dann auch, als sie 1758 70jährig starb. Sie wurde aufrecht in den Kasten einer Standuhr gestellt, ihr Kopf dort plaziert, wo normalerweise das Zifferblatt war. Ein Vorhang verschonte Vorbeigehende vor dem Anblick der Leiche. Erst über hundert Jahre später wurde sie auf einem Friedhof beerdigt.

Sandra Illene West starb 1977 im Alter von 36 Jahren an einer Überdosis Drogen. Sie wurde gemäß ihrer testamentarischen Verfügung in ihrem hellblauen Ferrari sitzend, bekleidet mit einem Spitzennachthemd, in einem riesigen Grab auf dem Friedhof von San Antonio begraben. Zur Sicherheit wurde die Kiste, in der sich der Ferrari befand, rundherum mit Stacheldraht versehen und einbetoniert.

Der normannische Herzog Wilhelm I., genannt «der Eroberer», war von gewaltiger Leibesfülle. Als sein Pferd während einer Reise nach Rouen scheute, drückte sich der eiserne Knauf des Sattels in seinen vorgewölbten Bauch und verletzte die Eingeweide. Die Wunde infizierte sich, und fünf Wochen später war der König tot. Sein ohnehin gewaltiger Bauch hatte sich infolge der Verletzung in grotesker Weise aufgebläht. Sein Körper war in der Sommerhitze derart angeschwollen, daß er nicht mehr in den Sarkophag paßte, als er in der Kapelle von Caen beigesetzt werden sollte. Der Leichnam wurde gedrückt und geschoben mit dem Ergebnis, daß er platzte und Eiter in alle Richtungen spritzte. Die Trauernden flohen aus der Kapelle, die Zeremonie wurde abgebrochen, und die Beisetzung fand in aller Eile ohne Feierlichkeiten statt.

Ein Türke feierte in Dänemark am Weihnachtsabend eine Hochzeit, indem er mit einem Gewehr in die Luft schoß. Dabei tötete er zwei Gäste und verletzte neun weitere. Der Mann, dessen zwölf Schüsse von der Betondecke abprallten, hatte vergessen, daß er sich nicht im Freien befand. Er wurde wegen Totschlags angeklagt.

R. Budd Dwyer war der Leiter der Finanzbehörde von Pennsylvania. Er war der Verschwörung, des Postbetrugs, des Meineids und der Annahme von Schmiergeld angeklagt und für schuldig befunden worden. Das Urteil sollte am 23. Januar 1987 gesprochen werden, ihm drohten bis zu 55 Jahre Gefängnis.

Am Tag vor der Urteilsverkündung lud er zu einer Pressekonferenz in seinem Arbeitszimmer ein. Er schickte die meisten seiner Assistenten hinaus, verteilte eine 20seitige Presseerklärung und nahm in scharfen Worten jene unter Beschuß, die er für seinen Sturz verantwortlich machte. Dann übergab er den im Zimmer gebliebenen Mitarbeitern drei Briefumschläge und zog einen Revolver aus seinem Aktenkoffer. Nach den Worten «Bitte verlassen Sie den Raum, da sonst möglicherweise jemand zu Schaden kommt», schob er den Revolver in den Mund und drückte vor laufenden Fernsehkameras ab. Er war auf der Stelle tot und fiel, aus Mund und Nase blutend, gegen einen Schrank.

Dwyer hatte seinen Tod bis in alle Einzelheiten sorgfältig geplant. Die Tische und Stühle in seinem Büro standen so, daß ihn keiner schnell genug erreichen konnte, um ihn am Abdrücken zu hindern. Die 21. und letzte Seite seiner Presseerklärung, in der er seinen Selbstmord ankündigte, hatte er zurückgehalten, weil sie erst nach seinem Tod gelesen werden sollte.

Mike Stewart, 31, aus Dallas drehte 1983 einen Film über die Gefahren von niedrigen Brücken, als der Lastwagen, auf dem er stand, unter einer niedrigen Brücke durchfuhr – was ihn umbrachte.

George Schwartz, Fabrikbesitzer in Providence, Rhode Island, entging nur knapp dem Tode, als eine Explosion 1983 seine Fabrik bis auf eine Wand einebnete. Nach der Behandlung seiner leichten Verletzungen kehrte er zum Schauplatz zurück, um nach Akten zu suchen. Die verbliebene Wand fiel um und erschlug ihn.

Lupe Velez war eine Schauspielerin aus Mexiko, die im Hollywood der Zwanziger und Dreißiger eher durch ihre stürmischen Eskapaden als durch ihre Filme bekannt war. Einige Jahre war sie mit dem Tarzandarsteller Johnny Weissmüller verheiratet. Zur Scheidung kam es 1938 – sie konnte Johnnys Wut nicht verstehen, wenn sie, die Partys von Hollywood belebend, ihr Kleid bis zur Nase hochwirbelte – Unterwäsche trug sie nie.

Nach der Scheidung blieben ihr nur noch Nebenrollen. 1944 war sie sechsunddreißig, total verschuldet und von einem flüchtigen Liebhaber schwanger. So beschloß sie, ihre Probleme mit einem Schlag zu lösen. Nach einem reichhaltigen, gut gewürzten Abendmahl schluckte sie fünfundsiebzig Seconal, streckte sich auf ihrem seidenbezogenen Bett aus, faltete die Hände über der Brust, schloß die Augen und stellte sich die Fotos auf den Titelseiten am nächsten Morgen vor. Diese Bilder sollten allerdings nie gemacht werden. Als am nächsten Morgen das Zimmermädchen die Schlafzimmertür öffnete, war das Bett leer. Eine Spur von Erbrochenem zog sich vom Bett bis zum Badezimmer. Dort fand das Mädchen Lupe ertrunken, den Kopf in der Toilettenschüssel. Die Überdosis Seconal war wider Erwarten nicht tödlich gewesen, sondern hatte Brechreiz und Magenkrämpfe ausgelöst. Lupe hatte sich, schwankend vor Übelkeit, ins Badezimmer geschleppt und war auf den Fliesen ausgerutscht, wo sie mit dem Kopf voran in die Ägyptische Chartreuse-und-Onyx-Luxusausführung fiel.

In den fünfziger Jahren beging der 28jährige Fernand Moulin auf sonderbare Weise Selbstmord. Der Lebensmüde hatte am Schwanz einer Katze eine Schnur befestigt, deren zweites Ende an den Abzug eines gegen seine Brust gerichteten Gewehres gebunden war. Moulin erschreckte dann die Katze und löste so den Schuß aus.

Gleich vier Eisenbahnunglücke in nur zwei Monaten überlebte ein Mexikaner. Als er aber mit der Spielzeugeisenbahn seines Sohnes spielte, erlitt er einen elektrischen Schlag und verstarb.

Der 26jährige, alleinstehende Arbeiter Martin K. wurde tot auf seinem Bett gefunden. Seine Leiche war in eine Plastikhülle gewickelt, der Kopf ruhte auf der umgeschlagenen Öffnung des Plastiksackes, nur ein kleiner Spalt ermöglichte die Luftzufuhr. Nach dem Aufschneiden der Plastikhülle verbreitete sich starker Fäulnisgeruch, am Mund hatte sich ein auffallend großer Schaumpilz gebildet. An der Brust des Toten befand sich eine leere Blechdose, die das Lösungsmittel Methylenchlorid enthalten hatte. Es erzeugt beim Einatmen eine narkotisierende Wirkung.

Die Obduktion ergab Ersticken als Todesursache. K. hatte die Luftzufuhr mit Hilfe des Plastiksackes gedrosselt und sich durch das Methylenchlorid in einen rauschartigen Zustand versetzt, um beim Masturbieren einen gesteigerten Orgasmus zu erreichen.

Schichtmeister Rudolf H. hatte sich finanziell übernommen und deshalb Streit mit seiner Frau. Zum letzten Mal wurde er gesehen, als er mittags über das Werksgelände kam und scheinbar einen Kontrollgang unternahm. Erst beim Schichtwechsel bemerkten Kollegen, daß H. nicht mehr da war. In seiner Kleidung fand sich ein Abschiedsbrief an seine Frau, in dem er schrieb, daß er unauffindbar wäre.

Eine schwierige Suchaktion auf dem Werksgelände des erdölverarbeitetenden Großbetriebs begann. Es gab Rohrbrücken und Rohrkanäle, mehr als fünfzig Kesselwagen und eine Reihe von Öltanks. Schließlich stieß man auf einen unvorschriftsmäßig verschlossenen Öltank. Wegen der Explosionsgefahr erforderte die Untersuchung des Tanks besondere Sicherheitsmaßnahmen. Einige Stunden später wurde die Leiche H.s mit Stangen ertastet. Die Bergung dauerte bis zum Morgen, er hatte sich einen 34 kg schweren Eisendeckel an den Hals gekettet.

Girls, girls, girls

Eine Chinesin, Mutter von vier Töchtern, die die staatlichen Kontrollen zur «Ein-Kind-Politik» umgangen und wiederholt versucht hatte, einen Sohn zu gebären, starb an einem Wutanfall, als sie hörte, daß ihr fünftes Kind ebenfalls ein Mädchen war.

Undankbar

Auf den Philippinen mußten Gerardo Gergorios Nachbarn, welche ihn gerettet hatten, als er versuchte, sich umzubringen, mit Bestürzung erkennen, daß dieser wenig Dankbarkeit zeigte. Tatsächlich war er so verärgert, daß er drei von ihnen mit einer Machete zerhackte und weitere drei verwundete, ehe er überwältigt werden konnte.

Der Golfer David Bailey, 40, aus Clondalkin, Grafschaft Dublin, starb durch eine Ratte, als er auf dem Caddstockstown-Golfplatz in der Grafschaft Kildare nach einem verlorenen Ball suchte. Er schreckte das Tier auf, als er in einen Graben beim ersten Loch sprang. Es schoß sein Hosenbein hinauf und urinierte auf ihn. Seine Spielpartner rieten ihm, sofort zu duschen, er tat dies mit der Bemerkung ab, er habe keine Schnitte oder Bisse. Vier Stunden später, nach Beendigung der Runde, nahm er eine Dusche. Doch zuvor hatte er sein Bein berührt und eine Zigarre geraucht. Die Ärzte vermuten, daß die von der Ratte übertragene tödliche Weil-Seuche über die Finger in den Mund gelangte. Er wurde zwei Wochen später mit schwerer Gelbsucht ins Dubliner Krankenhaus eingeliefert und starb auf der Intensivstation an Nierenversagen.

Cui Tingxun, Lehrer in der chinesischen Provinz Shandong, praktizierte mit seiner Frau die esoterische Heilkunst Qigong, als er plötzlich versuchte, ihr die Augen herauszudrücken. Er sagte, er habe Anweisung eines «Höheren Wesens», ihre Gesichtszüge zu verändern. Anschließend bearbeitete er ihren Kiefer mit seinen Zähnen, sagte, ihr Mund rieche schlecht, bevor er sie schließlich mit einem Fleischermesser köpfte. Die Polizei fand ihn, als er die Schultern des Torsos seiner Frau hielt und sie aufforderte, sich einen neuen Kopf wachsen zu lassen.

Nachdem Vo Lieu, 74, in Vietnam eines natürlichen Todes gestorben war, verabreichten seine Kinder ihrer Mutter eine Droge, um zu verhindern, daß sie während der Beerdigung schrie; sie starb an einer Überdosis, bevor das Begräbnis stattfand. Daraufhin wurde ein Doppelbegräbnis veranstaltet, aber der Laster, der die Särge transportierte, geriet außer Kontrolle und krachte in die Trauerprozession, tötete einen 26jährigen und verletzte sechs Leichenbestatter.

Auf der Suche nach ihrem Ehemann Joe, den sie im Verdacht hatte, seine Geliebte zu besuchen, fuhr Priscilla Brayboy mit einer Freundin eine Straße in Houston, Texas, entlang. Als sie einen grauen Volvo in einer Einfahrt parken sah, klopfte sie an die Tür und versuchte sich Eintritt zu verschaffen. Ein Bewohner hörte den Lärm, bewaffnete sich mit einer Schrotflinte und erschoß die Frau. Als ihre Freundin sah, was passiert war, rannte sie schreiend die Straße hinab und entdeckte dabei den hellgrauen Volvo, geparkt in einer anderen Einfahrt wenige Häuser weiter.

Piera Rutelli, 40, wurde erschlagen, als sie durch einen Tunnel in der Umgebung von Genua fuhr, und zwar von einem herabstürzenden Eiszapfen, der sich durch das Autodach bohrte.

Treviso – Eine Zwanzigjährige mit einer starken Kuhmilchallergie starb vom bloßen Geruch, als sie Fragebögen des Finanzamtes an eine Molkerei auslieferte.

Ein Mann aus Grahamstown, Südafrika, beauftragte die Polizei, sein Haus während seiner Abwesenheit zu bewachen – er käme am 12. Januar 1992 zurück. Die Polizei schöpfte in der Nacht des 30. Dezember 1991 Verdacht, als in dem vermeintlich leeren Haus das Licht an- und ausging. Ein Beamter begab sich auf die Rückseite des Hauses und erschoß den Besitzer, der früher aus seinem Urlaub zurückgekommen war.

Um ein 2300-DM-Toupet aufzusetzen, hielt Ladenbesitzer Claude Jules, 53, aus Abbeville, Frankreich, seinen Wagen an, bestrich das Haarteil mit Spezialklebstoff und setzte es auf. Dann zündete er sich eine Zigarette an. Die Klebstoffdämpfe entzündeten sich und der Wagen explodierte. Jules war auf der Stelle tot.

Lee Hsi-lung und Lai Yun-kun wurden beide am 25. Juni 1973 in Taitung, Taiwan, geboren. Sie waren noch nie zusammengetroffen, bis beiderseitige Freunde eine Party arrangierten. Sie hatten wenig Zeit, sich kennenzulernen; das Auto, in dem sie sich befanden, prallte auf einen Lastwagen, und sie starben nahe der Stelle, an der sie vor 19 Jahren geboren worden waren.

Rimolo Ribolla, 42, wollte sich erschießen. Im April 1981 saß er in der Küche seines Hauses bei Pisa, Italien, in der Hand ein Gewehr, und drohte, sich umzubringen. Er war verzweifelt, weil er keinen Job finden konnte. Beinahe eine Stunde lang redete seine Frau Emilia auf ihn ein, es nicht zu tun. Zuletzt brach er in Tränen aus und warf die Waffe zu Boden. Sie ging los und tötete seine Frau.

Erfolglos eilte die 46jährige Krankenschwester Betty Niemi dem 55jährigen Richter William Mallen zu Hilfe, der am 31. Januar 1992 während eines Prozesses im Gericht von San Francisco einem Herzanfall erlag. In dem Prozeß ging es um den Widerspruch, den Niemi gegen ihre 1988 erfolgte Entlassung aus der Schwesternschule eingelegt hatte – wegen angeblicher Unfähigkeit, auf Notfälle sachgemäß zu reagieren.

Die 70jährige Evelyn Houser blieb unverletzt, als ihr Wagen bei Waynesburg, Pennsylvania, auf eine Böschung prallte und umstürzte. Sie stand während der polizeilichen Befragung an der Leitplanke, als ein 16jähriger Feuerwehrmann, der auf dem Weg zum Unfall die Kontrolle über seinen Wagen verloren hatte, sie tödlich verletzte.

Wiedertäufer-Mitglied Herbert Pickney beging im Charleston-Gefängnis in South Carolina Selbstmord, indem er acht Stück Seife und fünf Dosen Rasierschaum aß. «Der Herr hat es mir befohlen», vertraute er seinem Abschiedsbrief an.

Giorgio Scrimin, 55, lehnte sich aus dem Schlafzimmerfenster, um eine Katze, die ihn mit ihrem Gejaule wachgehalten hatte, mit einem Besen zu schlagen. Das Tier sprang aufs Dach des venezianischen Hauses, trat eine marmorne Dachrinne los, die auf Scrimins Kopf fiel und ihn erschlug.

Am 23. Februar wurde Jackie D. Johnson, 19, in seinem Wohnwagen bei Elkhorn City, Kentucky, von einem 30 Tonnen schweren Felsblock, der 170 Meter von einer Klippe durchs Dach auf das Sofa, auf dem Johnson saß, fiel, erschlagen. Sein Großvater Virgil Ramey, der neben ihm saß, kam mit einer gebrochenen Schulter davon. Dessen Frau Lucille war eben aufgestanden, um ihren kleinen Hund hereinzulassen und blieb unverletzt

Sachi und Tomio Hidaka, ein schüchternes Ehepaar, beide 34, warteten 14 Jahre, bis sie Sex hatten – und starben an Herzinfarkten, als sie es das erste Mal versuchten. Laut ihrem Arzt in Chiba, Japan, hatte es vorher keinerlei Anzeichen für Herzprobleme gegeben.

Im Kasr-el-Eini-Krankenhaus in Ägypten wurde eine narkotisierte Patientin auf einem Rollbett in einen Lift geschoben. Bevor das Bett ganz im Lift war, fuhr dieser nach oben. Die Frau wurde in zwei Hälften geschnitten

Hilfskrankenschwester Dinah Rea, 58, wurde vornübergebeugt gegen ihre Waschmaschine gelehnt tot aufgefunden. Ihr Kopf berührte den Boden, und ihre Arme waren zwischen den Beinen hindurch nach hinten gestreckt. In ihrem Blut fand man drei Promille Alkohol. Das Gewicht des Körpers auf ihren Kopf hatte ihr die Atmung abgedrückt, was zum Tode führte.

Nach einer Auseinandersetzung, die die Bewohner des gesamten Wohnblocks in Nizza geweckt hatte, erschlug Cécile le Doc, als «fügsame Frau» beschrieben, ihren Ehemann mit Henri, der 8-Kilo-Familien-Schildkröte.

Elizabeth Hall, 52, aus Newport in Gwent, die ihren kräftigen Colliemischling ausführte, starb an einem Leberriß, den sie sich zuzog, als der Collie einen anderen Hund jagte und sie dabei gegen eine Kinderrutsche in Abergavenny prallte.

Als Sharon Lopatka am 13. Oktober ihr Haus in Hampstead, Maryland, verließ, schrieb sie ihrem Mann eine Notiz, die besagte, daß sie Freunde in Georgia besuche und nicht mehr zurückkehren werde. «Sei nicht beunruhigt, wenn mein Körper nicht gefunden wird, ich habe meinen Frieden.» Sie bat ihn ebenfalls, ihren Mörder nicht zu verfolgen. Schließlich unternahm Lopatka eine 500 Kilometer lange Busfahrt nach North Carolina, im Wissen, dort von einem Mann, mit dem sie über Internet Kontakt hatte, sexuell gefoltert und getötet zu werden.

Offensichtlich ging ihr Wunsch in Erfüllung. Ihre Leiche wurde im späten Oktober in einem flachen Grab hinter einem Wohnwagen in Colletsville gefunden. Die Autopsie ergab, daß sie um den 16. Oktober herum erwürgt worden war. Der Besitzer des Wohnwagens, Robert Glass, wurde des Mordes angeklagt. Botschaften von Glass, die in Lopatkas Computer gefunden wurden, zeigten, daß sie wußte, was sie erwartete, als sie nach North Carolina fuhr. Lopatka, 35, betrieb drei World-Wide-Web-Seiten. Eine bot die Formulierung von Werbetexten, die beiden anderen boten esoterische Lebenshilfe. Ein Freund beschrieb Sharon als glücklich verheiratet und vernünftig. Glass, 45, dreifacher Vater, der sich in diesem Jahr von seiner Frau getrennt hatte, arbeitete seit fast 16 Jahren als Computersachbearbeiter für seine Gemeinde. Den ersten Kontakt hatten die beiden übers Internet.

Am 20. Oktober hatte Lopatkas Mann sie als vermißt gemeldet. Die Polizei entdeckte die E-mails von Glass, die Sharon Lopatka, trotz seiner anderslautenden Aufforderungen, nicht gelöscht hatte. Nachrichten von «slowhand» – seinem Decknamen im Internet – «beschrieben detailliert, wie er sie sexuell foltern und zuletzt töten werde», heißt es im Protokoll.

Der Psychiater Oscar Dominguez, 45, erschoß eine Patientin in seiner Praxis in São Paulo, während sie ihm von ihrem Sexleben erzählte. «Ich konnte diese Irren nicht länger ertragen», sagte er dem Gericht, das ihn zu 25 Jahren verurteilte.

Der Herausgeber des Herrenmagazins «Arena», Tim Nicholson, 32, stürzte sich von einer Klippe bei Saltdean nahe Brighton, weil er mit den ihm aufgezwungenen redaktionellen Entscheidungen der letzten Ausgabe unzufrieden war. Die Polizei fand auf der Klippe eine Selbstmorderklärung und ein Exemplar des Magazins mit wüsten Streichungen.

Ein deutsches Ehepaar, das seinen alten Wagen auf einen Schrottplatz gebracht und abgestellt hatte, kletterte, nachdem der Papierkram erledigt war, wieder in diesen zurück, um Schutz vor einem plötzlichen Schauer zu suchen. «Der Kranführer hatte Anweisung, diesen Wagen dranzunehmen», sagte ein Polizeiermittler. «Er tat es, ohne zu bemerken, daß das Paar wieder drin saß.» Das Auto wurde von den Stahlgreifern des Krans erfaßt und in die Presse fallen gelassen, die üblicherweise Wagen zu kleinen Würfeln preßt. Sie wurde abgeschaltet, als der Kranführer die Schreie der Frau hörte, doch für ihren Mann kam jede Hilfe zu spät. Der Kranführer wurde mit einem Schock ins Krankenhaus eingeliefert, wird aber vermutlich der fahrlässigen Tötung angeklagt.

Ein Bungee-Springer stürzte in Colorado in den Tod, weil das Seil, das ihn mit einem Ballon verband, mehr als 20 Meter zu lang war. Der Höhenmesser im Ballon, ein ausländisches Modell, gab nicht feet *wieder, sondern* Meter.

Adelaide Magnasco, 80, zog ihr Schrankbett in ihrem Landhaus in Aosta herunter, legte sich hinein – und starb, als es plötzlich wieder zurückschnappte.

In der westindischen Stadt Ambavati zogen zwei Metzger die demonstrierende Vegetarierin Geetaben Rachiya, 33, von ihrem Motorrad und zerhackten sie mit Fleischermessern – sie machten ihre Anti-Hammelfleisch-Kampagne für den Niedergang des Fleischgeschäftes verantwortlich.

Nachdem sie den Kampf gegen ihre Leukämie gewonnen hatte, wurde die 25jährige Michelle von Emster aus Ocean Beach, San Diego, von einem großen Weißen Hai getötet. Es war der erste bekanntgewordene Tod durch einen Hai an der Pazifikküste seit 1989.

Die scharfe Schnur eines Drachens schlitzte dem Mechaniker R. C. Senal in Orissa, Ostindien, auf einer Motorradfahrt zu einem Treffen in Bhubanshwar die Kehle auf. In Indien sind Kampfspiele mit Drachen ein beliebter Sport, und Enthusiasten bestreichen die Schnur oft mit einer Paste aus gekochtem, mit Glasstaub versetztem Reis, um die Schnüre anderer Drachen zu durchschneiden. So mancher Drachensteiger hat sich schon einen Finger abgetrennt.

Der Schweißer Sven Lund starb bei dem Versuch, die Benzinleitung seines Wagens mit einem Lötkolben aufzutauen. Die Stockholmer Polizei sagte: «Er war ein ausgezeichneter Schweißer, aber von Autos hat er nicht viel verstanden.»

Eine 77jährige Australierin erfror, nachdem sie in ihrem Haus im Sydneyer Stadtteil Punchbowl in ihre oben zu öffnende Kühltruhe gefallen war. Sie hatte sich offensichtlich über die Kühltruhe gebeugt, als sie das Gleichgewicht verlor und mit dem Kopf aufschlug.

Am 24. August betrat die 28jährige Janet Smith mit einem Messer an der Kehle ihrer Siamkatze einen Lebensmittelladen in Gresham, Oregon, und ließ sich in einem Winkel nieder, ohne jedoch Forderungen zu stellen. Als Polizisten kamen, drohte sie, die Katze zu töten. Plötzlich sprang sie auf die Polizisten zu, die sie mit Reizgas besprühten. Sie hob das Messer über den Kopf, ging erneut auf die Männer los und wurde erschossen. Die Katze konnte seither nicht aufgefunden werden.

Ein Wilderer kam bei dem Versuch ums Leben, Fische zu fangen, indem er ein stromführendes Kabel in einen Weiher außerhalb Moskaus warf. Er vergaß, den Strom abzuschalten, bevor er die Fische einsammelte.

Sozialarbeiter James Chenault, 54, betrat am 6. Januar mit vier weiteren Personen einen Lift im Kingsbridge-Wohlfahrtsamt in der Bronx. Der Lift raste, offensichtlich außer Kontrolle, in den zweiten Stock. Als sich die Türen öffneten, stellte sich Chenault in den Ausgang, um die anderen hinauszulassen. Einer schaffte es, doch der Lift setzte seine Fahrt mit geöffneten Türen fort. Dabei wurde Chenault enthauptet. Auf seinem Kopf, der in den Lift fiel, saßen noch die Stereo-Kopfhörer.

Mat Hussin Sulaiman, 76, wartete am 17. Januar 1995 unter einer Kokospalme, um die Nüsse, die sein Affe zu pflücken gelernt hatte, aufzusammeln, als ihn eine davon traf und sein Genick brach. Der Bauer starb in Kota Baru, 400 Kilometer westlich von Kuala Lumpur, Malaysia. Es war nicht zu ermitteln, ob seitens des Affen Absicht vorlag.

Als die 22jährige ägyptische Feldarbeiterin Susu Borai Mohammad einen kräftigen Schluck Wasser nahm, verschluckte sie versehentlich einige Ameisen. Zu Hause trank sie etwas Insektizid, um die Tiere zu töten, bekam aber Durchfall und Krämpfe und starb gleich nach ihrer Einlieferung ins Krankenhaus im Stadtteil Qena in Kairo.

Otto, der Rottweiler, verteidigte in Bonn seinen mit einem Herzanfall zusammengebrochenen Besitzer zwölf Minuten lang gegen die Sanitäter. Als diese das Tier endlich beiseite schaffen konnten, war der 68jährige tot. Dennoch, der Gedanke zählt.

Im Juli starb Stephen Cawthorn, 43, aus York, an Kopfverletzungen, als ein Emu in einer engen Kurve am Mount Surprise, Queensland, auf sein Motorrad hüpfte. Eine Woche zuvor, am 16. Juli, kam der 39jährige Motorradfahrer Kelly Cordry ums Leben, als von einer Bahnbrücke in Commerce City, Colorado, ein schwarzer, 18 Kilo schwerer Hund auf ihn fiel.

Alberto Alvadoros, 34, explodierte und starb, als Chirurgen in Guayaquil, Ecuador, ihn mit einem Skalpell öffneten. Hitze, die vom Instrument abstrahlte, entzündete Methan in seinen Gedärmen, erzeugte einen Feuerball. Das Operationspersonal erlitt kleinere Verletzungen und Schocks.

Bhupendra Paudal aus Kanyam in Nepal, der behauptete, von Gott Shiva mit himmlischen Kräften ausgestattet worden zu sein, tötete seine Frau im Beisein seiner Familie, weil sie nicht so schön wie die Göttin Parvati, Gemahlin des Shiva, war. Er nahm an, daß dieses Opfer seiner Frau helfen würde, so schön wie Parvati zu werden.

Freunde auf einer Junggesellenparty in Consenza, Italien, wunderten sich, daß die Stripperin nicht aus ihrer riesigen Torte kam. Sie fanden sie tot darin. Gina Lalapola, 23, war erstickt, nachdem sie eine Stunde lang im Innern der dicht verschlossenen Torte gewartet hatte.

Heiligabend: Bub von Grabstein erschlagen

Das Weihnachtsfest endete für die Familie T. aus St. Martin (Kärnten) in einem Alptraum. Fürs Fest am Abend war alles vorbereitet. Wie jedes Jahr besuchte die Familie an Heiligabend den Ortsfriedhof von St. Martin, um am Grab der Oma eine Kerze aufzustellen. Andächtig steht die Familie vor der letzten Ruhestätte. Jürgen beugt sich vor, buchstabiert leise im Kerzenschein den in den Marmorgrabstein gemeißelten Namen seiner Großmutter. «Er war gerade beim dritten Buchstaben, als der Stein plötzlich umkippte», sagt sein Vater.

Der zentnerschwere Block begräbt den Buben unter sich. Der Notarzt kann ihm nicht mehr helfen. Die Unglücksursache – vermutlich hatte sich der Grabstein gelockert, nachdem das gefrorene Erdreich in den letzten Tagen wieder aufgetaut war. Das traurigste Weihnachtsfest in ihrem Leben – gleich noch ein Schicksalsschlag traf die Familie. Opa Johann B. (80) hatte der Tod seines Enkels so aufgeregt, daß er am zweiten Feiertag einen tödlichen Herzinfarkt erlitt.

NÜRNBERG – Ein festgebundener Patient ist in einer Nürnberger Klinik in seinem Bett verbrannt. Nach ersten Ermittlungen hatte der 40 Jahre alte Alkoholkranke auf der Entgiftungsstation des Nord-Klinikums versucht, seine Ledermanschetten mit einem Feuerzeug anzuzünden und so zu durchtrennen. Dabei fing das Bettzeug Feuer. Ein weiterer Patient im Zimmer erlitt eine leichte Rauchvergiftung, war aber zu betrunken, um Hilfe rufen zu können. Nach Angaben der Klinik ist es in vielen Fällen nötig, die Patienten festzubinden. Dies geschehe zu ihrem eigenen Schutz, aber auch um möglicher Randale vorzubeugen.

In Delhi wurden zwei Brüder von Gemeindeältesten aufgefordert, zur Lösung eines Familienstreits unter Wasser die Luft anzuhalten – wer länger durchhalte, habe gewonnen. Beide ertranken.

FREYUNG – In einem Anfall von Teufelswahn ermordete Erwin D. (33) mit 35 Messerstichen eine 18jährige Verkäuferin in Grafenau (Niederbayern).

Der wahnsinnige Täter schnitt dem Opfer den rechten Lungenflügel heraus und aß ihn teilweise auf. Nach einem Unfall bei Mühldorf gefaßt, gab Erwin D. an, er habe dem Teufel heute nacht das Herz herausgerissen. Auf den Einwand hin, daß es sich nicht um das Herz, sondern den rechten Lungenflügel gehandelt habe, fiel der Täter in eine tiefe Depression.

Die Vietnamesin Siek Pan, 62, aus der kambodschanischen Provinz Kompong Speu hackte gerade Brennholz, als ihr Mann Nou Meas, 65, sich anschlich und sie kitzelte. Im Reflex schleuderte sie die Axt, die ihn sofort tötete. Als sie sich umdrehte, sah sie, daß sie ihn beinahe geköpft hatte. «Ich hasse es, gekitzelt zu werden», sagte sie den Behörden.

Hungrige Schafe stoßen Bäuerin über eine Klippe

London – Eine englische Bäuerin ist von ihrer Schafherde über eine Klippe in den Tod gestoßen worden. Die 67jährige Betty Stopps war mit ihrem allradgetriebenen Minitraktor auf eine Weide in Stanhope in der nordenglischen Grafschaft Durham gefahren, um die 60 Schafe zu füttern. Den Wagen parkte sie kurz vor der Klippe eines Steinbruchs. Noch bevor sie aussteigen konnte, stürmten die hungrigen Tiere auf den Wagen zu und brachten ihn ins Rollen. Frau und Fahrzeug stürzten 30 Meter in die Tiefe.

Der Hund der Bäuerin, der auch im Wagen gesessen hatte, überlebte den Sturz wie durch ein Wunder.

Chirurg erschießt Anästhesist während Blinddarmoperation

RIO DE JANEIRO, 1. April (dpa). Ein brasilianischer Chirurg hat während einer Blinddarmoperation einen Kollegen erschossen, der gerade die Narkose des Patienten überwachte. Wie die Zeitungen am Montag berichteten, wachte der Patient durch die Schießerei aus der Narkose auf, fiel aber angesichts des Getöteten in Ohnmacht. Die Assistenzärzte bemühten sich vergeblich, das Leben des Anästhesisten zu retten, ehe sie die Operation erfolgreich beendeten. Der Chirurg flüchtete. Nach den Angaben war es zwischen den beiden Ärzten, Mitinhabern der Privatklinik der Stadt Macaé nahe Rio de Janeiro, während der Operation zu einem Geschäftsstreit gekommen. Der 60 Jahre alte Chirurg Marcelino Pereira da Silva zog plötzlich einen Revolver und gab drei Schüsse auf den 50 Jahre alten Emilson Ribeiro Elias ab.

Massaker in der Sauna

Bei einer Schießerei in einer Sauna in der russischen Stadt Nischni Nowgorod sind acht Menschen getötet worden. Wie die Zeitung «Kommersant» berichtete, hielten sich in dem als Bordell dienenden «Wanja» im neunten Stockwerk eines Gebäudes 20 Besucher auf, als ein Handgemenge entstand. Die unbekleideten Kunden zückten die Revolver, die sie, unter Handtüchern versteckt, ins Dampfbad mitgebracht hatten. Nach dem Ende des Feuergefechts fand die Polizei in der Sauna sechs Tote. Zwei weitere waren aus dem Fenster geworfen worden.

Tod im Tempel

Bei einer Gebetsstunde stürzten die größten Räucherstäbe der Welt um: Fünf Menschen sind in einem Tempel bei Bangkok von drei 21 Meter hohen Stäben erschlagen worden.

In Charkov, Ukraine, sollten drei 18jährige Wehrdienstleistende einen dreieinhalb Meter tiefen Nahrungsbehälter reinigen. Sie starben an den Ausdünstungen gegorenen Sauerkrauts, genauso wie der 48jährige Arbeiter, der versuchte, sie zu retten.

Paul Ferguson, 25, aus Eccles wurde im Ödland bei der Davyhulmer Kläranlage nahe Manchester mit dem Kopf in einem Fuchsloch aufgefunden. Er war mit sechs Terriern auf der Kaninchenjagd gewesen. Die Polizei nahm an, daß er versucht hatte, einen der Terrier, der später lebend gefunden wurde, zu befreien, und dabei entweder erstickte oder erfror.

Im Dezember 1987 arbeitete der 16jährige Schüler Nicholas Lovell an einem Computer im Haus seines Freundes David Duquette, 19, in Glocester, Rhode Island. Lovell bekam einen Schluckauf, sein Freund entschied, daß das beste Mittel dagegen ein ordentlicher Schreck sei. Er ging ins Schlafzimmer seiner Eltern und holte einen 38er Revolver, den er für ungeladen hielt. Als er die Waffe an Lovells Hinterkopf hielt, rief er «Bäng!». Der Revolver war geladen und kurierte Lovells Schluckauf schnell und endgültig.

Das dicke Ende

Eine 160 Kilogramm schwere Ägypterin (62) hat in Kairo ihren Mann (84) auf besondere Art und Weise umgebracht: Sie setzte sich einfach so lange auf den Kopf des 55 Kilogramm schweren Mannes, bis er nicht mehr atmete.

Besten Dank an:
Abendzeitung, AFP, Associated Press, Bangkok Post, Belfast Telegraph, Bild, Brandford Telegraph, Canberra Times, Daily Mail, Daily Mirror, Daily Record, Daily Star, Daily Telegraph, Denver Post, Die Zeit, dpa, Eastern Evening News, Edinburgh Evening News, Egyptian Gazette, FAZ, Ghatana Ra Bichar, Hackensack Record, Hartford Advocate, Hickory Daily Record, Hong Kong Eastern Express, Hong Kong Standard, Independent, Indianapolis Star, Le Matin, Middle East Times, Observer, Polish News Agency, Reuters, Süddeutsche Zeitung, Sunday Express, SZ Magazin, taz, Teletext ARD/ZDF, The Guardian, The People, The Record, The Sun, Today, tz, UPI, Weekly News, Western Mail, Western Morning News